Envelhecimento Feminino

GINECOLOGIA E OBSTETRÍCIA — Outros Livros de Interesse

A Ciência e a Arte de Ler Artigos Científicos – Braulio Luna Filho
A Didática Humanista de um Professor de Medicina – Decourt
A Grávida - Suas Indagações e as Dúvidas do Obstetra – Tedesco
A Neurologia que Todo Médico Deve Saber 2ª ed. – Nitrini
A Questão Ética e a Saúde Humana – Segre
A Saúde Brasileira Pode Dar Certo – Lottenberg
A Vida por um Fio e por Inteiro – Elias Knobel
Adolescência... Quantas Dúvidas! – Fisberg e Medeiros
Alimentos e Sua Ação Terapêutica – Andréia Ramalho
Anestesia em Obstetrícia – Yamashita
Anticoncepção – Aldrighi
Artigo Científico - do Desafio à Conquista - Enfoque em Testes e Outros Trabalhos Acadêmicos – Victoria Secaf
As Lembranças que não se Apagam – Wilson Luiz Sanvito
Células-tronco – Zago
Climatério – Enfoque Atual e Multidisciplinar – Beirão de Almeida
Climatério e Doenças Cardiovasculares na Mulher – Aldrighi
Coluna, Ponto e Vírgula 7ª ed. – Goldenberg
Como Ter Sucesso na Profissão Médica - Manual de Sobrevivência 4ª ed. – Mário Emmanual Novais
Cuidados Paliativos – Diretrizes, Humanização e Alívio de Sintomas – Franklin Santana
Diagnóstico e Tratamento da Esterilidade no Casal – Nakamura e Pompeo
Dicionário de Ciências Biológicas e Biomédicas – Vilela Ferraz
Dicionário Médico Ilustrado Inglês-Português – Alves
Doença Cardiovascular, Gravidez e Planejamento Familiar – Andrade e Ávila
Doenças da Mama – Guia Prático Baseado em Evidências – Guilherme Novita
Doenças Sexualmente Transmissíveis 2ª ed. – Walter Belda Júnior
Endocrinologia Ginecológica - Aspectos Contemporâneos – Aldrighi
Epidemiologia 2ª ed. – Medronho
Epidemiologia dos Agravos à Saúde da Mulher – Aldrighi
Fitomedicamentos na Prática Ginecológica e Obstétrica 2ª ed. – Sônia Maria Rolim
Fitoterapia - Bases Científicas e Tecnológicas – Viana Leite
Fitoterapia - Conceitos Clínicos (com CD) – Degmar Ferro
Fundamentos e Prática em Obstetrícia – Antônio Carlos Vieira Cabral

Gestão Estratégica de Clínicas e Hospitais – Adriana Maria André
Ginecologia Baseada em Evidências 2ª ed. – Py
Ginecologia Psicossomática – Tedesco e Faisal
Guia de Aleitamento Materno 2ª ed. – Dias Rego
Guia de Bolso de Obstetrícia – Antônio Carlos Vieira Cabral
Guia de Consultório - Atendimento e Administração – Carvalho Argolo
Hormônios e Metabolismo - Integração e Correlações Clínicas – Poian e Alves
Manual de Condutas em Obstetrícia - 4ª Edição – Hermogenes
Manual de Ginecologia de Consultório – Ribeiro e Rossi
Manual do Clínico para o Médico Residente – Atala – UNIFESP
Mastologia – Gebrin
Medicina Fetal – Terceira Edição – Zugaib
Medicina Materno-Fetal (2 vols.) – Guariento e Mamede
Medicina: Olhando para o Futuro – Protásio Lemos da Luz
Medicina, Saúde e Sociedade – Jatene
Memórias Agudas e Crônicas de uma UTI – Knobel
Menopausa - O Que Você Precisa Saber: Abordagem Prática e Atual do Período do Climatério – Sônia Maria Rolim
Nem Só de Ciência se Faz a Cura 2ª ed. – Protásio da Luz
O Endométrio – Coelho Lopes
O Nascituro. Visão Interdisciplinar – José Américo Silva Fontes e Geraldo Duarte
O que Você Precisa Saber sobre o Sistema Único de Saúde – APM-SUS
Obstetrícia Básica 2ª ed. – Hermógenes
Obstetrícia: Testes Selecionados para o TEGO – Alperovitch
Patologia do Trato Genital Inferior e Colposcopia – Newton Sergio de Carvalho
Politica Públicas de Saúde Interação dos Atores Sociais – Lopes
Prescrição de Medicamentos em Enfermaria – Brandão Neto
Protocolos Assistenciais da Clínica Obstétrica da USP 3ª ed. – Zugaib e Bittar
Protocolos em Obstetrícia – Terceira Edição – Zugaib
Psiquiatria Perinatal – Chei Tung Teng
Reprodução Humana Assistida – Farah
Reprodução Humana Assistida – Scheffer
Saúde Materno-Infantil - Autoavaliação e Revisão – Gurgel
Saúde Mental da Mulher – Cordás
Segredos de Mulher - Diálogos entre um Ginecologista e um Psicanalista – Alexandre Faisal Cury
Série Clínica Médica - Medicina Celular e Molecular – Schor
  Vol. 2 - Bases Moleculares da Ginecologia
Série Condutas em Ginecologia - Girão, Aidar e Silva
  Volume 1 – Diagnóstico e Tratamento da Transição Menopausal
  Volume 2 – Uroginecologia
Série da Pesquisa à Prática Clínica – Ginecologia – Baracat
Testes em Obstetrícia – Pulcinelli
Um Guia para o Leitor de Artigos Científicos na Área da Saúde – Marcopito Santos
Urgências em Ginecologia e Obstetrícia – Vieira Cabral

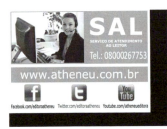

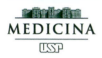 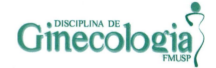

Envelhecimento Feminino

Editores

Angela Maggio da Fonseca

Vicente Renato Bagnoli

José Maria Soares Júnior

Wilson Jacob Filho

Edmund Chada Baracat

Editores Associados

Josefina Odete Polak Massabki

Wilson Maça Yuki Arie

Euro de Barros Couto Júnior

Raymundo Soares de Azevedo Neto

Pesquisa realizada na Divisão de Clínica Ginecológica do Hospital das Clínicas da Faculdade de Medicina da Universidade de São Paulo (HC-FMUSP)

Protocolos de pesquisa nº 0757/08 e 0017/11 aprovados pela CAPPesq da Diretoria Clínica do Hospital das Clínicas da Faculdade de Medicina da Universidade de São Paulo em 24.09.2008 e 04.02.2011, respectivamente

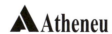

EDITORA ATHENEU

São Paulo — Rua Jesuíno Pascoal, 30
Tel.: (11) 2858-8750
Fax: (11) 2858-8766
E-mail: atheneu@atheneu.com.br

Rio de Janeiro — Rua Bambina, 74
Tel.: (21)3094-1295
Fax: (21)3094-1284
E-mail: atheneu@atheneu.com.br

Belo Horizonte — Rua Domingos Vieira, 319 — conj. 1.104

PRODUÇÃO EDITORIAL/CAPA: Equipe Atheneu
PROJETO GRÁFICO/DIAGRAMAÇÃO: Triall Composição Editorial Ltda.

Dados Internacionais de Catalogação na Publicação (CIP)
(Câmara Brasileira do Livro, SP, Brasil)

Envelhecimento feminino / editores Angela Maggio da Fonseca...[et al.]. -- São Paulo : Editora
Atheneu, 2015.

Outros editores: Vicente Renato Bagnoli, José Maria Soares Júnior, Wilson Jacob Filho, Edmund
Chada Bacarat
Vários editores associados.
Vários autores.
Bibliografia.
ISBN 978-85-388-0658-5

1. Doenças - Prevenção 2. Geriatria 3. Ginecologia 4. Idosos I. Fonseca, Angela Maggio da. II. Bagnoli,
Vicente Renato. III. Soares Júnior, José Maria. IV. Jacob Filho, Wilson. V. Baracat, Edmund Chada.

	CDD-618.1
15-07208	NLM-WP 100

Índices para catálogo sistemático:
1. Ginecologia : Ciências médicas 618.1

FONSECA, A. M.; BAGNOLI, V. R.; SOARES JÚNIOR, J. M.; JACOB FILHO, W.; BARACAT, E. C.
Envelhecimento Feminino

© EDITORA ATHENEU
São Paulo, Rio de Janeiro, Belo Horizonte, 2015

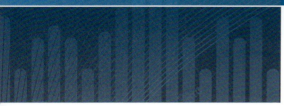

Editores

ANGELA MAGGIO DA FONSECA

Professora Associada e Livre Docente da Disciplina de Ginecologia do Departamento de Obstetrícia e Ginecologia da Faculdade de Medicina da Universidade de São Paulo (FMUSP).

VICENTE RENATO BAGNOLI

Professor Associado e Livre Docente da Disciplina de Ginecologia do Departamento de Obstetrícia e Ginecologia da Faculdade de Medicina da Universidade de São Paulo (FMUSP).

JOSÉ MARIA SOARES JÚNIOR

Professor Associado e Livre Docente da Disciplina de Ginecologia do Departamento de Obstetrícia e Ginecologia da Faculdade de Medicina da Universidade de São Paulo (FMUSP).

WILSON JACOB FILHO

Professor Titular da Disciplina de Geriatria da Faculdade de Medicina da Universidade de São Paulo (FMUSP). Diretor da Divisão de Geriatria do Hospital das Clínicas da Faculdade de Medicina da Universidade de São Paulo (HC-FMUSP).

EDMUND CHADA BARACAT

Professor Titular da Disciplina de Ginecologia do Departamento de Obstetrícia e Ginecologia da Faculdade de Medicina da Universidade de São Paulo (FMUSP). Diretor da Divisão de Clínica Ginecológica do Hospital das Clínicas da Faculdade de Medicina da Universidade de São Paulo (HC-FMUSP).

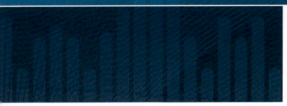

Editores Associados

JOSEFINA ODETE POLAK MASSABKI

Doutora pela Disciplina de Ginecologia do Departamento de Obstetrícia e Ginecologia da Faculdade de Medicina da Universidade de São Paulo (FMUSP).

WILSON MAÇA YUKI ARIE

Doutor pela Disciplina de Ginecologia do Departamento de Obstetrícia e Ginecologia da Faculdade de Medicina da Universidade de São Paulo (FMUSP).

EURO DE BARROS COUTO JÚNIOR

Estatístico. Doutor em Ciências pelo Programa de Pós-graduação em Patologia da Faculdade de Medicina da Universidade de São Paulo (FMUSP).

RAYMUNDO SOARES DE AZEVEDO NETO

Professor Associado e Livre Docente do Departamento de Patologia da Faculdade de Medicina da Universidade de São Paulo (FMUSP).

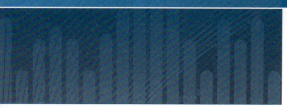

Colaboradores

ADOLFO VITOR DIAS SAUERBRONN
Doutor pela Disciplina de Ginecologia do Departamento de Obstetrícia e Ginecologia da Faculdade de Medicina da Universidade de São Paulo (FMUSP).

ANA LÚCIA CAVALCANTI
Doutora pela Disciplina de Ginecologia do Departamento de Obstetrícia e Ginecologia da Faculdade de Medicina da Universidade de São Paulo (FMUSP).

CECI MENDES CARVALHO LOPES
Médica Assistente Doutora da Divisão de Clínica Ginecológica do Hospital das Clínicas da Faculdade de Medicina da Universidade de São Paulo (HC-FMUSP).

CECÍLIA DEL GIORNO
Mestre pela Disciplina de Ginecologia do Departamento de Obstetrícia e Ginecologia da Faculdade de Medicina da Universidade de São Paulo (FMUSP).

CLICE APARECIDA CELESTINO
Médica Assistente Doutora da Divisão de Clínica Ginecológica do Hospital das Clínicas da Faculdade de Medicina da Universidade de São Paulo (HC-FMUSP).

EDUARDO BLANCO CARDOSO
Doutor pela Disciplina de Ginecologia do Departamento de Obstetrícia e Ginecologia da Faculdade de Medicina da Universidade de São Paulo (FMUSP).

EFRAIM POVEDA TERCEROS
Médico Colaborador da Divisão de Clínica Ginecológica do Hospital das Clínicas da Faculdade de Medicina da Universidade de São Paulo (HC-FMUSP).

ELI MENDES DE MORAES
Psicólogo Colaborador da Divisão de Clínica Ginecológica do Hospital das Clínicas da Faculdade de Medicina da Universidade de São Paulo (HC-FMUSP).

ELIANA GUIMARÃES LABES
Médica Colaboradora da Divisão de Clínica Ginecológica do Hospital das Clínicas da Faculdade de Medicina da Universidade de São Paulo (HC-FMUSP).

ELVIRA RITA FERNANDES GRUPPI
Médica Colaboradora da Divisão de Clínica Ginecológica do Hospital das Clínicas da Faculdade de Medicina da Universidade de São Paulo (HC-FMUSP).

ERIKA MENDONÇA DAS NEVES
Mestre pela Disciplina de Ginecologia do Departamento de Obstetrícia e Ginecologia da Faculdade de Medicina da Universidade de São Paulo (FMUSP).

FABRÍCIO COLLARES ROSAS
Doutor pela Disciplina de Ginecologia do Departamento de Obstetrícia e Ginecologia da Faculdade de Medicina da Universidade de São Paulo (FMUSP).

GEORGE FASSOLAS
Médico Colaborador da Divisão de Clínica Ginecológica do Hospital das Clínicas da Faculdade de Medicina da Universidade de São Paulo (HC-FMUSP).

GUSTAVO ARANTES ROSA MACIEL
Professor Livre Docente da Disciplina de Ginecologia do Departamento de Obstetrícia e Ginecologia da Faculdade de Medicina da Universidade de São Paulo (FMUSP).

JOSERITA SERRANO DE ASSIS
Doutora pela Disciplina de Ginecologia do Departamento de Obstetrícia e Ginecologia da Faculdade de Medicina da Universidade de São Paulo (FMUSP).

JUCILENE SALES DA PAIXÃO SILVA
Doutora pela Disciplina de Ginecologia do Departamento de Obstetrícia e Ginecologia da Faculdade de Medicina da Universidade de São Paulo (FMUSP).

LUCIA HELENA CHNEE
Doutora pela Disciplina de Ginecologia do Departamento de Obstetrícia e Ginecologia da Faculdade de Medicina da Universidade de São Paulo (FMUSP).

MÁRCIA APARECIDA DE FARIA PÁDUA
Doutora pela Disciplina de Ginecologia do Departamento de Obstetrícia e Ginecologia da Faculdade de Medicina da Universidade de São Paulo (FMUSP).

MARIA HERMÍNIA ALEGRE ARIE
Doutora pela Disciplina de Ginecologia do Departamento de Obstetrícia e Ginecologia da Faculdade de Medicina da Universidade de São Paulo (FMUSP).

MARILENE ALICIA SOUZA
Doutora pela Disciplina de Ginecologia do Departamento de Obstetrícia e Ginecologia da Faculdade de Medicina da Universidade de São Paulo (FMUSP).

PAULO AUGUSTO DE ALMEIDA JUNQUEIRA
Doutor pela Disciplina de Ginecologia do Departamento de Obstetrícia e Ginecologia da Faculdade de Medicina da Universidade de São Paulo (FMUSP).

PAULO FRANCISCO RAMOS MARGARIDO
Doutor pela Disciplina de Ginecologia do Departamento de Obstetrícia e Ginecologia da Faculdade de Medicina da Universidade de São Paulo (FMUSP).

PÉRSIO YVON ADRI CEZARINO
Mestre pela Disciplina de Ginecologia do Departamento de Obstetrícia e Ginecologia da Faculdade de Medicina da Universidade de São Paulo (FMUSP).

SANDRA DIRCINHA TEIXEIRA DE ARAÚJO MORAES
Pós-doutoranda da Disciplina de Ginecologia do Departamento de Obstetrícia e Ginecologia da Faculdade de Medicina da Universidade de São Paulo (FMUSP).

SYLVIA ASAKA YAMASHITA HAYASHIDA
Médica Assistente Doutora da Divisão de Clínica Ginecológica do Hospital das Clínicas da Faculdade de Medicina da Universidade de São Paulo (HC-FMUSP).

SÔNIA REGINA LENHARO PENTEADO
Doutora pela Disciplina de Ginecologia do Departamento de Obstetrícia e Ginecologia da Faculdade de Medicina da Universidade de São Paulo (FMUSP).

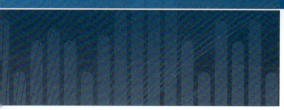

Agradecimentos

Agradecimento especial a Valdeci Orsi e Márcia Hage, pelo auxílio no levantamento dos dados, e às voluntárias Amparo Berenguer Sukarie, Priscila Santilli Machado e Roseli Aparecida Marques Osmundo, pela colaboração no atendimento das pacientes.

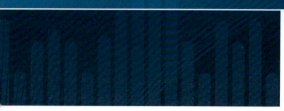

Apresentação

O objetivo deste livro foi estudar a população de mulheres brasileiras no climatério e na senescência, avaliando dados epidemiológicos e clínicos com ênfase nos sintomas mais frequentes e sua relação com o tempo de menopausa, antecedentes pessoais mórbidos, índice de massa corpórea e os principais exames que verificam as alterações endócrinas e metabólicas, assim como a prevenção do câncer ginecológico.

As pacientes incluídas foram atendidas de janeiro de 1983, quando foi criado o Setor de Climatério da Disciplina de Ginecologia do HC-FMUSP, até dezembro de 2010. Esses dados correspondem à versão ampliada, revisada e atualizada de estudos realizados no Setor.

Agradecemos as oportunidades e ensinamentos dos professores Hans Wolfgang Halbe, Paulo de Paula e Silva, Carlos Alberto Salvatore, José Aristodemo Pinotti e Edmund Chada Baracat, por viabilizarem a realização deste estudo.

A análise dos diversos parâmetros avaliados nessa população feminina ofereceu informações relevantes, que seguramente passam a constituir um banco de dados da mulher brasileira, pois, como é de conhecimento público, a população que compõe essa Instituição é formada por indivíduos de diferentes regiões, etnias e classes sociais do Brasil. A aplicação prática das características epidemiológicas seguramente possibilitará implementar medidas preventivas e terapêuticas, que serão úteis para melhorar o estado de saúde das mulheres. Essa meta, sem dúvida, beneficiará a Comunidade e o Estado, com tendência cada vez maior a ter população mais idosa.

Agradecemos o esforço da equipe de profissionais que trabalharam intensa e interessadamente para a obtenção dos dados relatados, pois as informações são preciosas, mas a luta continua para melhorar cada vez mais a qualidade de vida das mulheres.

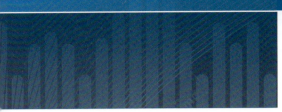

Prefácio

O livro *Envelhecimento Feminino* é o resultado de estudo desenvolvido na Divisão de Clínica Ginecológica do Hospital das Clínicas (HC) e na Disciplina de Ginecologia do Departamento de Obstetrícia e Ginecologia da Faculdade de Medicina da Universidade de São Paulo (FMUSP).

É fruto de pesquisa sob a coordenação da Profa. Dra. Angela Maggio da Fonseca, Prof. Dr. Vicente Renato Bagnoli, do Dr. Wilson Maçá Yuki Arie, da Dra. Josefina Odete Polak Massabki e do Prof. Dr. José Maria Soares Júnior. Contou também com a valiosa colaboração do Prof. Dr. Raymundo Soares de Azevedo Neto, do Departamento de Patologia da FMUSP, e do Prof. Dr. Wilson Jacob Filho, Professor Titular da Disciplina de Geriatria da FMUSP.

Analisaram-se os principais dados epidemiológicos, clínicos e propedêuticos de 5.968 mulheres no climatério e 1.001 na senescência atendidas nos Setores de Climatério e de Ginecogeriatria, que reflete de modo significativo parte da população atendida no Hospital das Clínicas da Faculdade de Medicina da Universidade de São Paulo (HC-FMUSP).

A obra, despretensiosa porém relevante, traz à luz diversos aspectos clínico-epidemiológicos de mulheres brasileiras na transição para a menopausa, na pós-menopausa e na senescência. Seu conteúdo se acresce de importância no momento em que o aumento da longevidade da mulher brasileira se aproxima daquele observado em países desenvolvidos e que esta maior expectativa de vida ocorre fundamentalmente no período pós-climatério, quando costumam ocorrer a maior parte das complicações dos fatores de risco que não foram devidamente detectados e tratados nas fases anteriores a esta. Embasados nesses importantes dados, os ginecologistas, como também clínicos e geriatras, podem atuar na prevenção de doenças e no diagnóstico de afecções mais prevalentes nessa fase da vida da mulher.

Deve-se, sempre, procurar adicionar qualidade à vida e não apenas aumentar a longevidade.

Professor Titular da Disciplina de Ginecologia do Departamento
de Obstetrícia e Ginecologia da Faculdade
de Medicina da Universidade de São Paulo (FMUSP)
Diretor da Divisão de Clínica Ginecológica do Hospital
das Clínicas da Faculdade de Medicina da Universidade
de São Paulo (HC–FMUSP)

EDMUND CHADA BARACAT

Professor Titular da Disciplina de Geriatria da Faculdade
de Medicina da Universidade de São Paulo (FMUSP)
Diretor da Divisão de Geriatria do Hospital
das Clínicas da Faculdade de Medicina da Universidade
de São Paulo (HC–FMUSP)

WILSON JACOB FILHO

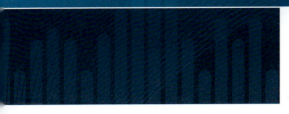

Sumário

Capítulo 1 Introdução 1

Capítulo 2 Climatério e Senescência 3

Capítulo 3 Dados Epidemiológicos, Clínicos e Propedêuticos de Mulheres Brasileiras no Climatério 5

Identificação da amostra...5
Distribuição por faixa etária das 5.968 mulheres 6
Idade da menarca..7
Idade da menopausa...8
Relação entre idade da menarca e idade da menopausa 10
Idade da primeira relação 12
Número de gestações, paridade e aborto....................................14
Índice menopausal de Kupperman (IMK).....................................15

    Sintomas vasomotores × faixa etária na época da menopausa 17
    Parestesia × faixa etária na época da menopausa 18
    Insônia × faixa etária na época da menopausa........................20
    Nervosismo × faixa etária na época da menopausa 21
    Melancolia × faixa etária na época da menopausa.................22
    Vertigem × faixa etária na época da menopausa 24
    Fraqueza × faixa etária na época da menopausa....................25
    Artralgia/mialgia × faixa etária na época da menopausa 27
    Cefaleia × faixa etária na época da menopausa 29
    Palpitação × faixa etária na época da menopausa.................31
    Formigamento × faixa etária na época da menopausa..........32

Índice menopausal de Kupperman (total) 33

    Índice menopausal de Kupperman...36

    Sintomas vasomotores × tempo de menopausa.....................................38

    Parestesia × tempo de menopausa...40

    Nervosismo × tempo de menopausa..41

    Melancolia × tempo de menopausa..42

    Fraqueza × tempo de menopausa 43

    Cefaleia × tempo de menopausa..44

    Palpitação × tempo de menopausa..45

    Formigamento × tempo de menopausa 46

    Vertigem × tempo de menopausa 47

    Artralgia/mialgia × tempo de menopausa.......................................48

    Insônia × tempo de menopausa...49

Antecedentes pessoais mórbidos...50

Pressão arterial...52

Pressão arterial × faixa etária...53

Índice de massa corpórea – Quetelet (peso/altura^2)..54

Índice de massa corpórea × tempo de menopausa 56

Índice de massa corpórea × sintomas vasomotores...58

Índice de massa corpórea × melancolia...60

Índice de massa corpórea × artralgia 62

Índice de massa corpórea × IMK total 64

Índice de massa corpórea × pressão arterial...66

Exame ginecológico...68

Dosagens hormonais...70

Exames laboratoriais 72

Colesterol × tempo de menopausa...74

HDL × tempo de menopausa...75

LDL × tempo de menopausa...76

Triglicérides × tempo de menopausa...77

Glicemia × tempo de menopausa...78

Ureia × tempo de menopausa...79

Creatinina × tempo de menopausa 80

Colesterol × índice de massa corpórea 81

HDL × índice de Quetelet 83

LDL × índice de Quetelet 85

Triglicérides × índice de Quetelet..87

Glicemia × índice de Quetelet..89

Colpocitologia oncológica cervicovaginal 91

Ultrassom pélvico 92

Volume do útero × tempo de menopausa 93

Volume do ovário direito × tempo de menopausa..94

Volume do ovário esquerdo × tempo de menopausa 95

Espessura endometrial × tempo de menopausa..96

Mamografia 98

Mamografia nas 1.410 pacientes avaliadas..98

Achados do exame das mamas × mamografia..99

Densitometria óssea 100

Densitometria óssea – coluna lombar – colo do fêmur × tempo de menopausa..101

Densitometria óssea – coluna lombar..104

    Índice de Quetelet × tempo de menopausa 104

Densitometria óssea – colo do fêmur 106

    Índice de Quetelet × tempo de menopausa 106

Aspectos relevantes do climatério e menopausa 107

Idade da menopausa..107

Antecedentes pessoais mórbidos..107

Exames laboratorias 108

Colpocitologia oncótica cervicovaginal 108

Ultrassom pélvico..109

Mamografia 109

Densitometria óssea 109

Capítulo 4 Dados Epidemiológicos, Clínicos e Propedêuticos de Mulheres Brasileiras na Senescência..111

Identificação da amostra 111

Distribuição por faixa etária das 1.001 mulheres no primeiro
atendimento 112

Etnia 113

Escolaridade 113

Profissão 114

Renda familiar 115

Número de habitantes por residência 116

Idade da menarca 117

Idade da menopausa 119

Relação entre idade da menarca e idade da menopausa 120

Idade da primeira relação sexual 121

Vida sexual 122

Número de gestações, paridade e aborto 123

Idade do primeiro filho 125

Idade do último filho 126

Antecedentes pessoais mórbidos das mulheres no momento
do atendimento 127

Relação entre os antecedentes familiares e os antecedentes pessoais 128

   Diabetes 128

Hipertensão arterial 128

Acidente vascular cerebral 129

Doença cardiovascular 129

Trombose venosa profunda 129

Câncer de mama 130

Câncer de endométrio 130

Câncer de ovário 130

Linfoma 130

Artropatias 130

Depressão 131

Doenças hepáticas 131

Queixa principal na época do atendimento 132

Índice menopausal de Kupperman 133

    Sintomas vasomotores 133

    Parestesia 134

    Insônia 135

    Nervosismo 136

    Melancolia, vertigem, fraqueza, artralgia, cefaleia 137

    Palpitação e formigamento 142

Índice menopausal de Kupperman total 144

Pressão arterial 145

Altura 146

Índice de massa corpórea (IMC) – Quetelet (peso/altura^2) 148

Índice de massa corpórea × faixa etária 148

Exame ginecológico 149

Dosagens laboratoriais 150

Pesquisa de sangue oculto nas fezes 155

Dosagens hormonais 156

Colpocitologia oncótica cervicovaginal 165

Ultrassom pélvico 165

Eco endometrial 166

Volume do útero 168

Volume do ovário direito 169

Volume do ovário esquerdo 169

Mamografia 170

Densitometria óssea 170

Densitometria óssea – coluna lombar 171

Densitometria óssea – colo do fêmur 174

Aspectos relevantes da senescência 177

Relação entre idade da menarca e idade da menopausa 177

Idade da primeira relação sexual 177

Queixas principais e antecedentes pessoais 177

Exames físico geral e ginecológico 177

Exames laboratoriais 178

Envelhecimento Feminino

Ultrassom pélvico 178

Mamografia 178

Densitometria óssea 178

Capítulo 5 Envelhecimento Saudável 179

Capítulo 6 Promoção da Saúde e Protocolo de Orientação 181

Climatério..181

Protocolo de orientação não medicamentosa...................................182

Dieta Nutricional 182

Atividade Física..183

Outras recomendações...183

Protocolo de orientação medicamentosa 184

Avaliação geral da saúde..184

Terapia hormonal 184

Prescrição e acompanhamento da TH 186

Terapia com fito-hormônios e não hormonal para os sintomas
do climatério 187

Senescência 188

Exames preventivos ginecológicos..190

Referências sugeridas..191

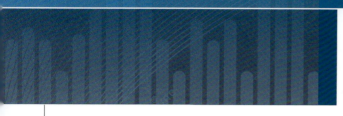

CAPÍTULO 1

Introdução

O estudo da evolução biológica da mulher, em seus diferentes períodos: infância, puberdade, menacme (idade reprodutiva), climatério e senescência, é de extrema importância, pois cada faixa etária apresenta características epidemiológicas predominantes, e muitas destas poderão interferir na saúde das mulheres mais idosas (IBGE, 2001; Bagnoli et al., 2000; Fonseca *et al.*, 2000). Esta foi uma das razões que motivaram a avaliação retrospectiva das características das mulheres no climatério e na senescência, com o propósito de analisar aspectos epidemiológicos desta população, pois a redução progressiva dos níveis hormonais que ocorre neste período determina modificações endócrinas, metabólicas e psíquicas que repercutem na saúde feminina. Avaliando-se o perfil epidemiológico de 1.445 mulheres de 45 a 60 anos que compareceram ao Setor de Ginecogeriatria da Divisão de Clínica ginecológica do Hospital das Clínicas da Faculdade de Medicina da Universidade de São Paulo, observamos que o motivo mais frequente da consulta foram os sintomas menopausais (Fonseca et al., 1996).

Conforme o Instituto Brasileiro de Geografia e Estatística (IBGE) neste final de século, verificou-se no Brasil verdadeiro "*boom*" de idosos. A faixa etária de 60 anos ou mais é a que tem aumentado expressivamente em termos proporcionais. Segundo as projeções estatísticas da Organização Mundial da Saúde, entre 1950 e 2025, a população de idosos no país crescerá 16 vezes e a população total cinco vezes, condição que nos colocará em termos absolutos como a sexta população de idosos do mundo, isto é, mais de 32 milhões de pessoas com 60 anos ou mais. Este crescimento populacional é o mais acelerado no mundo e só comparável ao do México e da Nigéria (Ministério da Saúde, 2002; IBGE, 2014).

O crescimento demográfico da população brasileira na faixa etária acima de 60 anos tem sido motivo de grande interesse por parte dos estudiosos da terceira idade em vários países do mundo (WHO, 1987).

As projeções estatísticas demonstram que a proporção de idosos no país passará de 7,3% em 1991 (11 milhões) para cerca de 15%, em 2025, atual proporção de idosos da maioria dos países europeus, os quais tiveram sua transição mais lenta mas que ainda não conseguiram equacioná-la. Deve-se recordar que estas projeções são baseadas em estimativas conservadoras de fecundidade e mortalidade, sendo que, se houver melhoria mais acentuada nas zonas mais pobres de nosso país, o envelhecimento brasileiro será ainda muito maior (IBGE, 2014; Veras, 1987).

Segundo estatística brasileira, no início do século passado a expectativa de vida ao nascimento era de 33,7 anos; para um brasileiro nascido durante a Segunda Guerra Mundial, era de apenas 39 anos. Em 1950 esta idade já havia aumentado para 43,2 anos. Em 1960, a expectativa de vida ao nascimento era de 55,9 anos, com aumento de 12 anos em uma década. De 1960 para 1980 aumentou para 63,4 anos, isto é, 7,5 anos em duas décadas. De 1980 para 2000 houve aumento em torno de 5 anos. De 2000 para 2025 deverá haver aumento de 3,5 anos. Ou seja, iniciamos o novo século com a população idosa crescendo proporcionalmente oito vezes mais que os jovens e quase duas vezes mais que a população total (IBGE, 2014).

Jacob Filho (2009), relata que a revolução na composição etária da população determinará repercussões em todos os setores da atividade humana, desde suas necessidades prioritárias até as suas possibilidades de contribuição social. Não há setor isento de influência desta mudança rápida e avassaladora denominada "envelhecimento populacional". Por todos estes fatos devemos entender detalhadamente suas causas e consequências para podermos atuar com segurança em todos os aspectos que possam minimizar os efeitos deletérios desta alteração e, ao mesmo tempo, preparando-nos para atender as crescentes demandas deste personagem cada vez mais representado na sociedade atual: o idoso.

O objetivo deste estudo é analisar, de maneira global, as mulheres no climatério e na senescência atendidas nos Setores de Climatério e Ginecogeriatria da Divisão de Clínica Ginecológica do Hospital das Clínicas da Faculdade de Medicina da Universidade de São Paulo, desde sua criação em 1983 até 2010, para que se possa atuar na prevenção e no controle das doenças e na promoção de saúde desta população, favorecendo o envelhecimento saudável.

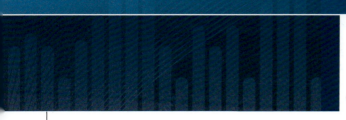

CAPÍTULO 2

Climatério e Senescência

O Climatério é o período de transição na vida da mulher que se inicia no final da menacme (com a perda gradual da capacidade reprodutiva), estendendo-se até a senescência. Segundo a Organização Mundial de Saúde, o climatério ocorre dos 40 aos 65 anos e a senescência a partir desta idade (OMS, 2014). Estas fases caracterizam-se basicamente pela perda progressiva da função ovariana, instalando-se hipoestrogenismo, cada vez mais acentuado, que pode ocasionar modificações neuropsíquicas, orgânicas e metabólicas. (Halbe, 1987; Utian, 1987; Baracat *et al.*,1991; Fonseca et al, 2010; Bonduki, 2014).

O termo Climatério é derivado da palavra grega **Klimakter**, que significa escalão ou degrau, e foi introduzido, em dicionário médico inglês, no ano de 1730, para se referir ao amadurecimento do homem. O ginecologista francês Gardane introduziu, em 1816, o termo menopausa e, em 1857, foi empregada a expressão Climatério relacionada à mulher.

A etiopatogenia do climatério é complexa e, embora envolva todo o eixo córtico--hipotálamo-hipófise-ovariano, a estrutura mais relevante nesse processo é o ovário. Nele ocorre progressivamente a diminuição dos folículos e os remanescentes tornam--se refratários às gonadotrofinas. Observa-se redução até o quase total desaparecimento da progesterona, estradiol e inibina, decorrentes da falência folicular, redução das células secretoras e diminuição dos receptores de gonadotrofinas. Para compensar essas mudanças há aumento da secreção de androstenediona pelo estroma do ovário e pelas suprarrenais, que irá sofrer conversão periférica em estrogênios, principalmente estrona, que embora tenha fraca atividade estrogênica, compensa ao menos em parte a carência do estradiol, explicando assim o motivo pelo qual parte das mulheres no climatério são assintomáticas.

No climatério ocorre um evento marcante, a menopausa, definida como a interrupção permanente da menstruação, e reconhecida após 12 meses consecutivos de amenorreia. A idade da ocorrência da menopausa está geneticamente programada para cada mulher, mas é também influenciada por outros fatores relevantes como: raça, paridade, tabagismo, altitude, fatores socioeconômicos, contraceptivos hormonais e

Envelhecimento Feminino

nutrição (Pedro et al., 2003; Halbe *et al.,* 2005; Organização Mundial de Saúde, 2008). Em geral, as entrevistas são realizadas de forma retrospectiva e, mesmo em estudos prospectivos não há concordância entre os autores na definição da idade de ocorrência da menopausa. Estes fatores explicam a variação da mesma nos diferentes países: no México é de 44,3 anos; na África do Sul, 46,7; China, 48,9; Arábia Saudita, 48,9; Bélgica, 50,0; Inglaterra 50,7; Estados Unidos, 51,4; Holanda, 51,4 anos (IBGE, 2001; Information Management, 2005).

A primeira Sociedade Internacional de Menopausa foi fundada em 1970 e, em 1976, realizou-se o I Congresso Internacional, em Paris. Na Divisão de Clínica Ginecológica do Hospital das Clínicas da Faculdade de Medicina da Universidade de São Paulo, em 1983, foi criado o Setor de Climatério, no qual são atendidas mulheres em número significativo, as quais representam a população de mulheres brasileiras, visto que este hospital atende indivíduos das mais diferentes origens e etnias do país.

Observou-se, em estudo realizado no Setor de Ginecologia Preventiva do Hospital das Clínicas da Faculdade de Medicina da Universidade de São Paulo, que a idade das mulheres atendidas mostrou-se progressivamente mais elevada (Assis et al., 1995; Fonseca et al., 1996). Deve-se destacar que, com este aumento, vários aspectos epidemiológicos e clínicos tornam-se relevantes, merecendo reavaliações para que cuidados preventivos possam ser instituídos, para possibilitar que esta população envelheça com melhor qualidade de vida. Alguns exemplos merecem ser salientados, tais como: exames de prevenção do câncer ginecológico; informações e prevenção de doenças sexualmente transmissíveis; hipertensão arterial; afecções relacionadas aos antecedentes obstétricos, entre outras (Motta et al., 1996 e 2001; Bagnoli et al., 1998 e 2000; Fonseca et al., 2000).

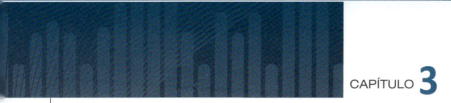

CAPÍTULO 3

Dados Epidemiológicos, Clínicos e Propedêuticos de Mulheres Brasileiras no Climatério

IDENTIFICAÇÃO DA AMOSTRA

Realizamos estudo observacional retrospectivo no qual foram avaliados 14.435 prontuários, dos quais foram selecionadas e incluídas 5.968 mulheres (média etária 57,01 anos), atendidas no Setor de Climatério da Divisão de Clínica Ginecológica do Hospital das Clínicas da Faculdade de Medicina da Universidade de São Paulo (HC--FMUSP), os quais apresentavam informações adequadas.

Os parâmetros avaliados foram: idade da menarca, da menopausa e da primeira relação sexual; número de gestações, de partos e de abortos; Índice Menopausal de Kupperman (IMK); antecedentes pessoais mórbidos; pressão arterial sistólica e diastólica; índice de massa corpórea de Quetelet (peso/altura^2); exame ginecológico; dosagens laboratoriais: FSH, LH, estradiol, prolactina, testosterona, androstenediona, sulfato deidroepiandrosterona, T3, T4 total e livre, TSH, glicemia, colesterol total e frações (HDL, LDL, VLDL), triglicérides, ureia e creatinina; ultrassom pélvico; mamografia; colpocitologia oncótica e densitometria óssea.

DISTRIBUIÇÃO POR FAIXA ETÁRIA DAS 5.968 MULHERES

A distribuição das mulheres por faixa etária na época do primeiro atendimento está relatada na Tabela 3.1 e no Gráfico 3.1.

Tabela 3.1 Idade das mulheres no primeiro atendimento (anos).

Faixa etária	Frequência	Percentual
De 41 a 45	253	4,24
De 46 a 50	1.000	16,76
De 51 a 55	1.709	28,64
Acima de 55	3.006	50,36
Total	5.968	100

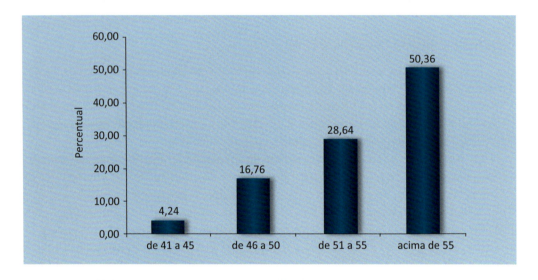

Gráfico 3.1 Representação da distribuição das faixas etárias no primeiro atendimento.

IDADE DA MENARCA

Nº de mulheres avaliadas	4.492
Idade mínima	7 anos
Idade máxima	24 anos
Média	13,18 anos
Desvio-padrão	1,88 anos

A Tabela 3.2 e o Gráfico 3.2 mostram a distribuição das faixas etárias por ocasião da menarca

Tabela 3.2 Distribuição das faixas etárias da idade da menarca (anos).

Faixa etária	Frequência	Percentual
De 7 a 10	234	5,21
De 11 a 14	3.295	73,35
De 15 a 18	946	21,06
Acima de 18	17	0,38
Total	4.492	100

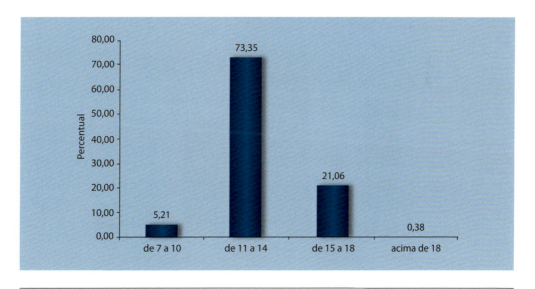

Gráfico 3.2 Representação da distribuição das faixas etárias da idade da menarca.

A menarca precoce, considerada antes dos 10 anos, ocorreu em 5,21% e, a menarca tardia, isto é, após 15 anos, em 21,4%.

IDADE DA MENOPAUSA

A Tabela 3.3 e o Gráfico 3.3 mostram a distribuição etária da menopausa natural; das 5.968 mulheres avaliadas, a média foi de 48,1 anos, coincidindo com trabalhos anteriores realizados no Setor (Assis *et al.*, 1995; Bagnoli *et al.*, 2000; Fonseca *et al.*, 1996 e 2000; Halbe *et al.*, 2005).

Mulheres que apresentam menopausa antes dos 40 anos, considerada como menopausa precoce, foram excluídas deste levantamento. Porém, as com menopausa tardia (acima dos 55 anos) foram incluídas (Tabela 3.3).

Tabela 3.3 Idade da menopausa (anos).

Faixa Etária	Frequência	Percentual
De 41 a 45	1.775	29,74
De 46 a 50	2.467	41,34
De 51 a 55	1.494	25,03
Acima de 55	232	3,89
Total	5.968	100

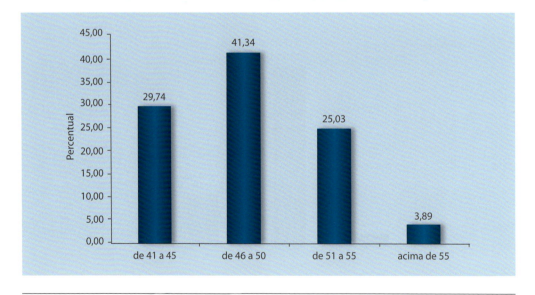

Gráfico 3.3 Representação da distribuição das faixas etárias da idade da menopausa.

De acordo com dados do Instituto Brasileiro de Geografia e Estatística, apesar do aumento da expectativa de vida, a média etária de ocorrência da menopausa em nosso país é de 48 anos, próxima à relatada por Aristóteles e Hipócrates há mais de 2000 anos (Gráfico 3.4).

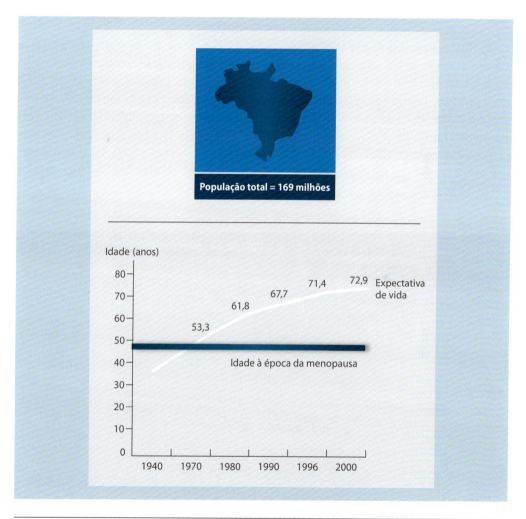

Gráfico 3.4 Expectativa de vida e idade da menopausa.
Fonte: modificada do Instituto Brasileiro de Geografia e Estatística (IBGE, 2001).

RELAÇÃO ENTRE IDADE DA MENARCA E IDADE DA MENOPAUSA

A relação entre a idade da menarca e a idade da menopausa reveste-se de importância, pois ainda existem dúvidas se há correlação entre menarca mais precoce ou mais tardia e a idade da menopausa. Em 1990, em virtude das controvérsias existentes na literatura, estudando 1.319 mulheres, comparamos essa relação e não observamos a diferença estatisticamente significativa entre ambas (Halbe *et al.*, 1990).

A distribuição das faixas etárias das idades da menarca e da menopausa e a relação entre elas no presente levantamento com casuística maior estão expostos nas Tabelas 3.4 e 3.5. Observa-se que há uma tendência de que, quando a menarca ocorre em idade mais precoce, a menopausa também costuma acontecer mais precocemente. A mesma tendência se verifica quando a menarca é mais tardia, a menopausa tende a ocorrer em idade mais tardia.

Contudo, é importante observar que apenas foi considerado o fator idade; sabe-se que o desencadear da menarca e da menopausa sofrem influências multifatoriais (Halbe e *et al.*, 2005).

Tabela 3.4 Distribuição das faixas etárias das idades da menarca e da menopausa.

Faixa etária da idade da menarca	Faixa etária da idade da menopausa				Total
	de 41 a 45	de 46 a 50	de 51 a 55	acima de 55	
de 7 a 10	76	94	57	7	234
	1,69%	2,09%	1,27%	0,16%	5,21%
de 11 a 14	1.010	1.370	796	119	3.295
	22,48%	30,50%	17,72%	2,65%	73,35%
de 15 a 18	266	381	259	40	946
	5,92%	8,48%	5,77%	0,89%	21,06%
Acima de 18	2	9	3	3	17
	0,04%	0,20%	0,07%	0,07%	0,38%
Total	1.354	1.854	1.115	169	4.492
	30,14%	41,28%	24,82%	3,76%	100%

p = 0,034 (teste de Qui-quadrado)

Tabela 3.5 Relação menarca/menopausa.

Menarca	Menopausa	
	≤ 50 anos	≥ 50 anos
≤ 14 anos (n = 3.529)	2.550 (72,3%)	979 (27,7%)
≥ 14 anos (n = 963)	658 (68,3%)	305 (31,7%)

p = 0,017 (teste de Qui-quadrado)

Há uma associação significativa entre a idade da menarca e a idade da menopausa, ou seja, há uma proporção maior de mulheres com idade da menarca antes dos 14 anos de terem a menopausa antes dos 50 anos; por outro lado, há uma proporção maior de mulheres que experimentam a menopausa depois dos 50 anos entre aquelas que tiveram a menarca depois dos 14 anos. No primeiro grupo, 27,7% apresentaram menopausa ≥ 50 anos e, no segundo, 31,7% (Tabela 3.5). Ressalva-se o fato de não ser a idade da menarca fator único para determinar a idade da menopausa.

IDADE DA PRIMEIRA RELAÇÃO

Nº de mulheres avaliadas	3.916

Em relação à idade do primeiro relacionamento sexual foram avaliadas 3.916 mulheres com as seguintes características (Tabela 3.6 e Gráfico 3.5):

Idade mínima	9 anos
Idade máxima	58 anos
Média	20,98 anos
Desvio-padrão	5,11 anos

Tabela 3.6 Distribuição das faixas etárias das idades da primeira relação (anos).

Faixa etária	Frequência	Percentual
até 10	5	0,13
de 11 a 14	147	3,75
de 15 a 19	1.702	43,46
de 20 a 25	1.455	37,16
Acima de 25	607	15,50
Total	3.916	100

Dados Epidemiológicos, Clínicos e Propedêuticos de Mulheres Brasileiras no Climatério

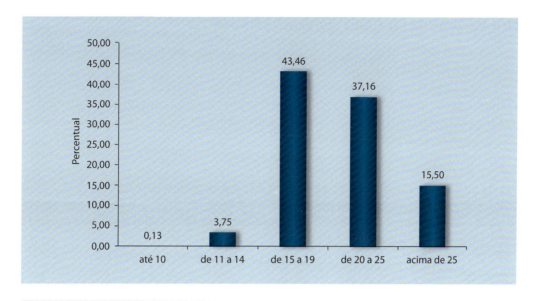

Gráfico 3.5 Representação da distribuição das faixas etárias da idade da primeira relação.

Observa-se que, já no início e durante a adolescência, a maior parte das mulheres iniciam sua vida sexual provavelmente devido a mudanças de conceitos socioculturais e maior facilidade de utilização de métodos contraceptivos, assim como pela grande exposição da sexualidade nos meios de comunicação.

NÚMERO DE GESTAÇÕES, PARIDADE E ABORTO

Na atualidade é importante considerar-se o número de gestações, pois uma das preocupações da humanidade é a superpopulação.

Como observa-se na Tabela 3.7 e no Gráfico 3.6, a mediana de gestações entre 5.746 mulheres consideradas foi 3, evidenciando que houve redução significativa quando se compara com o número de gestações de algumas décadas. Sem dúvida, este comportamento deve-se a mais informações sobre sexualidade, contracepção e motivação para planejamento familiar.

Tabela 3.7 Descrição do número de gestações, da paridade e do número de abortos.

Variável	n	Mínimo	Máximo	Mediana	Percentil 25	Percentil 75
Número de gestações	5.746	0	26	3	2	5
Paridade	5.741	0	21	3	2	4
Número de abortos	5.715	0	24	0	0	1

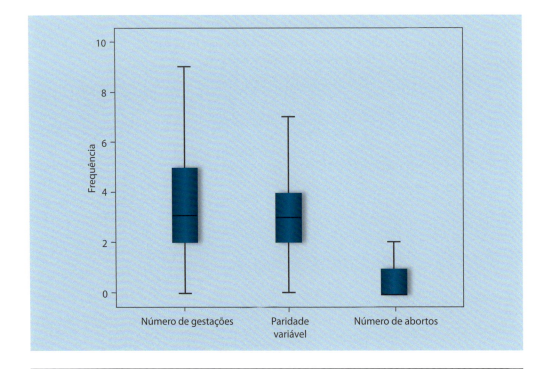

Gráfico 3.6 *Box-plot* do número de gestações, da paridade e do número de abortos.

ÍNDICE MENOPAUSAL DE KUPPERMAN (IMK)

É um índice que avalia a somatória dos sintomas referidos pela mulher, no período do climatério, sendo classificado como leve, moderado e acentuado, em cada item avaliado (Kupperman *et al.*, 1959). Considera-se sintomatologia leve, quando a somatória é de até 19; moderada, de 20 a 35, e acentuada, acima de 35, como mostra a Tabela 3.8.

Tabela 3.8 Valores da pontuação, em cada item (sintoma) formador do Índice Menopausal de Kupperman.

Sintoma	Ausente	Leve	Moderado	Acentuado
Vasomotor	0	4	8	12
Parestesia	0	2	4	6
Insônia	0	2	4	6
Nervosismo	0	2	4	6
Melancolia	0	1	2	3
Vertigem	0	1	2	3
Fraqueza	0	1	2	3
Artralgia/mialgia	0	1	2	3
Cefaleia	0	1	2	3
Palpitação	0	1	2	3
Formigamento	0	1	2	3
TOTAL	0	17	34	51

É recomendável realizá-lo em todas as consultas, pois orienta em relação à evolução natural, bem como sobre os efeitos dos tratamentos administrados.

O Índice Menopausal de Kupperman foi avaliado em 5.345 mulheres no climatério e na pós-menopausa. Nas Tabelas 3.9 e 3.10 estão apresentados os valores médios e os itens formadores do IMK.

Tabela 3.9 Descrição do Índice Menopausal de Kupperman.

Variável	N	Mínimo	Máximo	Média	Desvio-padrão
IMK	5.345	0,00	51,00	19,26	10,94

Envelhecimento Feminino

Tabela 3.10 Descrição dos itens formadores do Índice Menopausal de Kupperman.

Variável	Grau de IMK				Total
	Ausente	Leve	Moderado	Acentuado	
Vasomotores	1.787	1.207	891	1.460	5.345
	33,43%	22,58%	16,67%	27,32%	100%
Parestesia	2.788	1.438	614	505	5.345
	52,16%	26,90%	11,49%	9,45%	100%
Insônia	2.237	1.097	904	1.107	5.345
	41,86%	20,52%	16,91%	20,71%	100%
Nervosismo	1.692	1.277	980	1.396	5.345
	31,66%	23,89%	18,33%	26,12%	100%
Melancolia	2.205	1.056	875	1.209	5.345
	41,25%	19,76%	16,37%	22,62%	100%
Vertigem	3.061	1.286	539	459	5.345
	57,27%	24,06%	10,08%	8,59%	100%
Fraqueza	3.106	1.107	592	540	5.345
	58,11%	20,71%	11,08%	10,10%	100%
Artramialgia/ Mialgia	1.404	803	1.095	2.043	5.345
	26,27%	15,02%	20,49%	38,22%	100%
Cefaleia	2.398	1.326	704	917	5.345
	44,86%	24,81%	13,17%	17,16%	100%
Palpitação	2.755	1.412	717	461	5.345
	51,55%	26,42%	13,41%	8,62%	100%
Formigamento	2.488	1.461	743	653	5.345
	46,55%	27,33%	13,90%	12,22%	100%

Além dos aspectos considerados do Índice Menopausal de Kupperman, é importante analisar cada uma das manifestações, pois torna-se mais claro até onde a predominância das modificações decorrem do hipoestrogenismo de forma mais isolada ou são consequências do processo de envelhecimento associado ao hipoestrogenismo. Por esta razão, cada sintoma que o compõe será analisado de acordo com a faixa etária na época da menopausa.

Sintomas vasomotores × faixa etária na época da menopausa

Como observa-se na Tabela 3.11 e no Gráfico 3.7 é significativa a influência da idade da mulher na época em que ocorre a menopausa e sua relação com os sintomas vasomotores, que indubitavelmente são os mais relacionados ao hipoestrogenismo. Quanto mais precoce a idade da menopausa maior a chance de ter sintomas, ou seja, quem tem, mais idade na época da menopausa tende a ter menos sintomas.

Tabela 3.11 Distribuição dos graus de sintomas vasomotores, em função da idade da menopausa.

Idade da menopausa (anos)	Sintomas vasomotores				Total
	Ausente	Leve	Moderado	Acentuado	
de 41 a 45	514	363	266	442	1.585
	32,43%	22,90%	16,78%	27,89%	100%
de 46 a 50	734	471	362	650	2.217
	33,11%	21,24%	16,33%	29,32%	100%
de 51 a 55	442	330	238	331	1.341
	32,96%	24,61%	17,75%	24,68%	100%
acima de 55	97	43	25	37	202
	48,01%	21,29%	12,38%	18,32%	100%
Total	1.787	1.207	891	1.460	5.345
	33,43%	22,58%	16,67%	27,32%	100%

p < 0,001 (teste de Qui-quadrado)

Envelhecimento Feminino

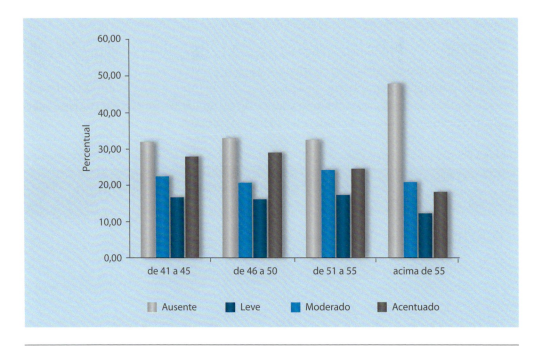

Gráfico 3.7 Representação da distribuição dos graus de sintomas vasomotores, em função da idade da menopausa.

Parestesia × faixa etária na época da menopausa

Quando se considera a parestesia, a ausência deste sintoma é predominantemente independente da idade da menopausa. As manifestações moderada e acentuada são mais frequentes nas faixas etárias mais jovens (Tabela 3.12, Gráfico 3.8).

Dados Epidemiológicos, Clínicos e Propedêuticos de Mulheres Brasileiras no Climatério

Tabela 3.12 Distribuição dos graus de parestesia, em função da idade da menopausa.

Idade da menopausa (anos)	Parestesia				Total
	Ausente	Leve	Moderado	Acentuado	
de 41 a 45	776	449	191	169	1.585
	48,96%	28,33%	12,05%	10,66%	100%
de 46 a 50	1.176	569	250	222	2.217
	53,04%	25,67%	11,28%	10,01%	100%
de 51 a 55	719	374	148	100	1.341
	53,61%	27,89%	11,04%	7,46%	100%
Acima de 55	117	46	25	14	202
	57,92%	22,77%	12,38%	6,93%	100%
Total	2.788	1.438	614	505	5.345
	52,16%	26,90%	11,49%	9,45%	100%

p = 0,015 (teste de Qui-quadrado)

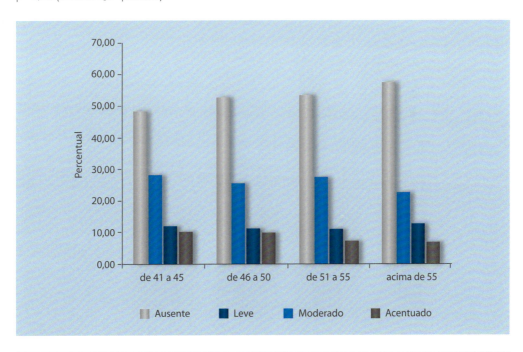

Gráfico 3.8 Representação da distribuição dos graus de parestesia, em função da idade da menopausa.

CAPÍTULO 3

Insônia × faixa etária na época da menopausa

A insônia como se nota na Tabela 3.13 e no Gráfico 3.9, não teve influência com a idade em que ocorre a menopausa.

Tabela 3.13 Distribuição dos graus de insônia, em função da idade da menopausa.

Idade da menopausa (anos)	Insônia Ausente	Leve	Moderado	Acentuado	Total
de 41 a 45	657	332	253	343	1.585
	41,45%	20,95%	15,96%	21,64%	100%
de 46 a 50	908	446	381	482	2217
	40,95%	20,12%	17,19%	21,74%	100%
de 51 a 55	580	281	244	236	1.341
	43,25%	20,95%	18,20%	17,60%	100%
acima de 55	92	38	26	46	202
	45,54%	18,81%	12,87%	22,77%	100%
Total	2.237	1.097	904	1.107	5.345
	41,86%	20,52%	16,91%	20,71%	100%

p = 0,086 (teste de Qui-quadrado)

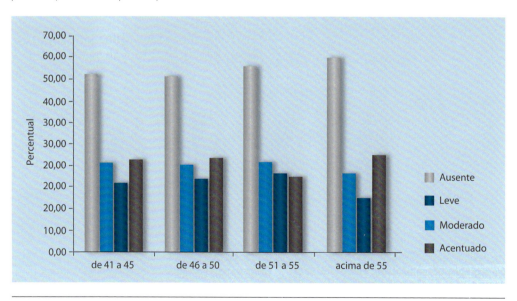

Gráfico 3.9 Representação da distribuição dos graus de insônia, em função da idade da menopausa.

Nervosismo × faixa etária na época da menopausa

Quanto ao nervosismo, predominou nas mulheres que entraram em menopausa dos 41 aos 50 anos, novamente sugerindo que a idade mais precoce da menopausa acarreta mais sintomatologia (Tabela 3.14; Gráfico 3.10).

Tabela 3.14 Distribuição dos graus de nervosismo, em função da idade da menopausa.

Idade da menopausa (anos)	Nervosismo Ausente	Leve	Moderado	Acentuado	Total
de 41 a 45	458	388	320	419	1.585
	28,89%	24,48%	20,19%	26,44%	100%
de 46 a 50	699	513	397	608	2.217
	31,53%	23,14%	17,91%	27,42%	100%
de 51 a 55	455	336	229	321	1.341
	33,92%	25,06%	17,08%	23,94%	100%
acima de 55	80	40	34	48	202
	39,61%	19,80%	16,83%	23,76%	100%
Total	1.692	1.277	980	1.396	5.345
	31,66%	23,89%	18,33%	26,12%	100%

p = 0,009 (teste de Qui-quadrado)

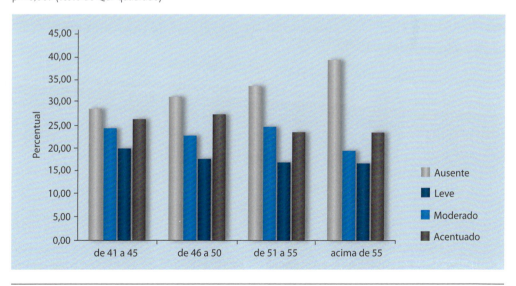

Gráfico 3.10 Representação da distribuição dos graus de nervosismo, em função da idade da menopausa.

Melancolia × faixa etária na época da menopausa

Na Tabela 3.15 e no Gráfico 3.11 verifica-se que o sintoma melancolia também apresentou tendência a ser mais importante nas mulheres que entram na menopausa em idade mais precoce.

Tabela 3.15 Distribuição dos graus de melancolia, em função da idade da menopausa.

Idade da menopausa (anos)	Melancolia				Total
	Ausente	Leve	Moderado	Acentuado	
De 41 a 45	623	325	241	396	1.585
	39,31%	20,50%	15,21%	24,98%	100%
De 46 a 50	930	402	375	510	2.217
	41,96%	18,13%	16,91%	23%	100%
De 51 a 55	568	294	222	257	1.341
	42,36%	21,93%	16,55%	19,16%	100%
Acima de 55	84	35	37	46	202
	41,58%	17,33%	18,32%	22,77%	100%
Total	2.205	1.056	875	1.209	5.345
	41,25%	19,76%	16,37%	22,62%	100%

p = 0,007 (teste de Qui-quadrado)

Dados Epidemiológicos, Clínicos e Propedêuticos de Mulheres Brasileiras no Climatério

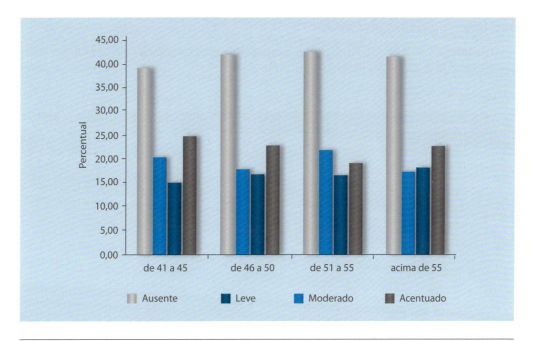

Gráfico 3.11 Representação da distribuição dos graus de melancolia, em função da idade da menopausa.

Vertigem × faixa etária na época da menopausa

O sintoma vertigem não mostrou tendência de variação na sua intensidade em relação à idade da menopausa (Tabela 3.16; Gráfico 12).

Tabela 3.16 Distribuição dos graus de vertigem, em função da idade da menopausa.

Idade da menopausa (anos)	Vertigem Ausente	Leve	Moderado	Acentuado	Total
De 41 a 45	871	409	166	139	1.585
	54,96%	25,80%	10,47%	8,77%	100%
De 46 a 50	1.257	530	224	206	2.217
	56,70%	23,91%	10,10%	9,29%	100%
De 51 a 55	820	294	129	98	1.341
	61,15%	21,92%	9,62%	7,31%	100%
Acima de 55	113	53	20	16	202
	55,94%	26,24%	9,90%	7,92%	100%
Total	3.061	1.286	539	459	5.345
	57,27%	24,06%	10,08%	8,59%	100%

p = 0,099 (teste de Qui-quadrado)

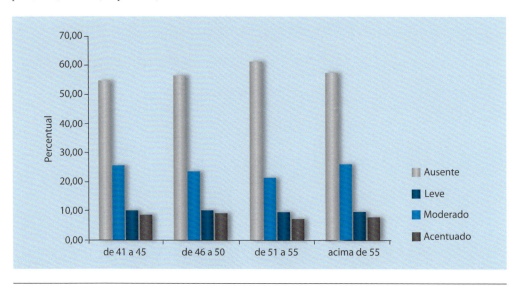

Gráfico 3.12 Representação da distribuição dos graus de vertigem, em função da idade da menopausa.

Dados Epidemiológicos, Clínicos e Propedêuticos de Mulheres Brasileiras no Climatério

Fraqueza × faixa etária na época da menopausa

A fraqueza foi o sintoma mais frequente nas mulheres que entraram mais precocemente na menopausa (Tabela 3.17; Gráfico 3.13).

Tabela 3.17 Distribuição dos graus de fraqueza, em função da idade da menopausa.

Idade da menopausa (anos)	Fraqueza				Total
	Ausente	Leve	Moderado	Acentuado	
De 41 a 45	876	337	198	174	1.585
	55,27%	21,26%	12,49%	10,98%	100%
De 46 a 50	1.286	462	245	224	2.217
	58,01%	20,84%	11,05%	10,10%	100%
De 51 a 55	826	269	118	128	1.341
	61,59%	20,06%	8,80%	9,55%	100%
Acima de 55	118	39	31	14	202
	58,41%	19,31%	15,35%	6,93%	100%
Total	3.106	1.107	592	540	5.345
	58,11%	20,71%	11,08%	10,10%	100%

$p = 0,009$ (teste de Qui-quadrado)

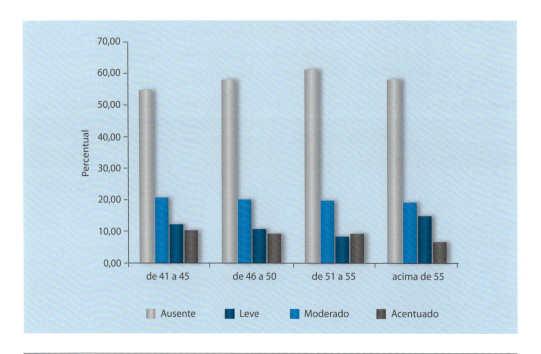

Gráfico 3.13 Representação da distribuição dos graus de fraqueza, em função da idade da menopausa.

Dados Epidemiológicos, Clínicos e Propedêuticos de Mulheres Brasileiras no Climatério

Artralgia/mialgia × faixa etária na época da menopausa

As dores articulares e musculares foram sintomas referidos de maneira acentuada em todas as idades de ocorrência da menopausa (Tabela 3.18; Gráfico 3.14).

Tabela 3.18 Distribuição dos graus de artralgia/mialgia, em função da idade da menopausa.

Idade da menopausa (anos)	Artramialgia/mialgia				Total
	Ausente	Leve	Moderado	Acentuado	
De 41 a 45	396	251	300	638	1.585
	24,98%	15,84%	18,93%	40,25%	100%
De 46 a 50	590	311	479	837	2.217
	26,61%	14,03%	21,61%	37,75%	100%
De 51 a 55	357	209	283	492	1.341
	26,62%	15,59%	21,10%	36,69%	100%
Acima de 55	61	32	33	76	202
	30,20%	15,84%	16,34%	37,62%	100%
Total	1.404	803	1.095	2.043	5.345
	26,27%	15,02%	20,49%	38,22%	100%

p = 0,175 (teste de Qui-quadrado)

CAPÍTULO 3

Envelhecimento Feminino

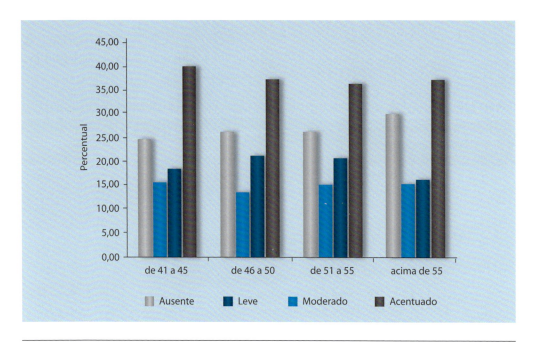

Gráfico 3.14 Representação da distribuição dos graus de artralgia/mialgia, em função da idade da menopausa.

Dados Epidemiológicos, Clínicos e Propedêuticos de Mulheres Brasileiras no Climatério

Cefaleia × faixa etária na época da menopausa

A cefaleia predominou quando a idade da menopausa foi mais precoce (Tabela 3.19; Gráfico 3.15).

Tabela 3.19 Distribuição dos graus de cefaleia, em função da idade da menopausa.

Idade da menopausa (anos)	Cefaleia				Total
	Ausente	Leve	Moderado	Acentuado	
De 41 a 45	662	388	243	292	1.585
	41,77%	24,48%	15,33%	18,42%	100%
De 46 a 50	993	536	290	398	2.217
	44,79%	24,18%	13,08%	17,95%	100%
De 51 a 55	642	345	156	198	1.341
	47,87%	25,73%	11,63%	14,77%	100%
Acima de 55	101	57	15	29	202
	50%	28,21%	7,43%	14,36%	100%
Total	2.398	1.326	704	917	5.345
	44,86%	24,81%	13,17%	17,16%	100%

p < 0,001 (teste de Qui-quadrado)

Envelhecimento Feminino

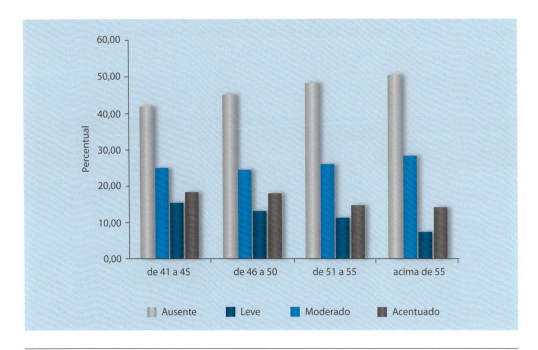

Gráfico 3.15 Representação da distribuição dos graus de cefaleia, em função da idade da menopausa.

Palpitação × faixa etária na época da menopausa

O sintoma palpitação foi mais frequente nas mulheres que entraram em menopausa mais precocemente (Tabela 3.20; Gráfico 3.16).

Tabela 3.20 Distribuição dos graus de palpitação, em função da idade da menopausa.

Idade da menopausa (anos)	Palpitação Ausente	Leve	Moderado	Acentuado	Total
De 41 a 45	795	414	238	138	1.585
	50,15%	26,12%	15,02%	8,71%	100%
De 46 a 50	1.156	562	299	200	2.217
	52,14%	25,35%	13,49%	9,02%	100%
De 51 a 55	684	382	168	107	1.341
	51,00%	28,49%	12,53%	7,98%	100%
Acima de 55	120	54	12	16	202
	59,41%	26,73%	5,94%	7,92%	100%
Total	2.755	1.412	717	461	5.345
	51,55%	26,42%	13,41%	8,62%	100%

p = 0,019 (Teste de Qui-quadrado)

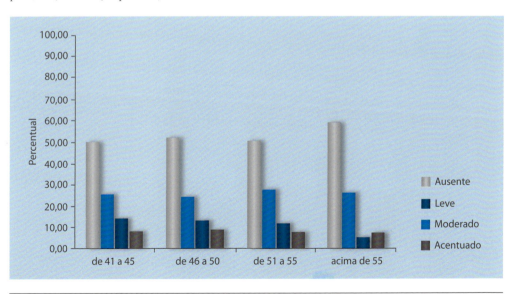

Gráfico 3.16 Representação da distribuição dos graus de palpitação, em função da idade da menopausa.

Formigamento × faixa etária na época da menopausa

O formigamento, à semelhança da palpitação, apresentou relação com a idade da menopausa (Tabela 3.21; Gráfico 3.17).

Tabela 3.21 Distribuição dos graus de formigamento, em função da idade da menopausa.

Idade da menopausa (anos)	Ausente	Leve	Moderado	Acentuado	Total
De 41 a 45	695	443	236	211	1.585
	43,85%	27,95%	14,89%	13,31%	100%
De 46 a 50	1.060	574	298	285	2.217
	47,81%	25,89%	13,44%	12,86%	100%
De 51 a 55	625	393	182	141	1.341
	46,61%	29,31%	13,57%	10,51%	100%
Acima de 55	108	51	27	16	202
	53,46%	25,25%	13,37%	7,92%	100%
Total	2.488	1.461	743	653	5.345
	46,55%	27,33%	13,90%	12,22%	100%

p = 0,021 (teste de Qui-quadrado)

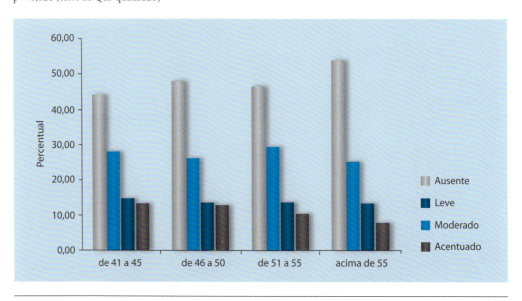

Gráfico 3.17 Representação da distribuição dos graus de formigamento, em função da idade da menopausa.

ÍNDICE MENOPAUSAL DE KUPPERMAN (TOTAL)

A análise isolada de cada item que compõe o IMK, sem dúvida é relevante, mas a somatória para agrupar em grau leve (até 19), moderado (20-35) e acentuado (>35) também é ferramenta importante e indispensável para a assistência às mulheres climatéricas.

No Gráfico 3.18 observa-se a distribuição da sintomatologia de acordo com o Índice Menopausal de Kupperman. Houve predomínio de sintomas leves; e na Tabela 3.22 a distribuição dos valores do IMK.

Envelhecimento Feminino

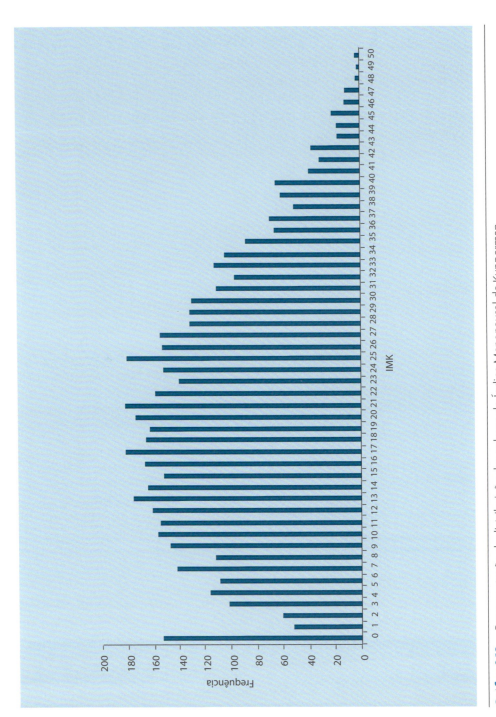

Gráfico 3.18 Representação da distribuição dos valores do Índice Menopausal de Kupperman.

Dados Epidemiológicos, Clínicos e Propedêuticos de Mulheres Brasileiras no Climatério

Tabela 3.22 Distribuição dos valores do Índice Menopausal de Kuppermann.

IMK	Frequência	Percentual	Percentual acumulado
0	152	2,84	2,84
1	52	0,97	3,82
2	60	1,12	4,94
3	103	1,92	6,87
4	117	2,19	9,06
5	109	2,04	11,09
6	142	2,66	13,75
7	112	2,10	15,85
8	147	2,75	18,60
9	156	2,92	21,52
10	155	2,90	24,42
11	161	3,01	27,43
12	176	3,29	30,72
13	164	3,07	33,79
14	152	2,84	36,63
15	167	3,12	39,76
16	182	3,41	43,16
17	166	3,11	46,27
18	162	3,03	49,30
19	174	3,26	52,55
20	182	3,41	55,96
21	159	2,97	58,93
22	140	2,62	61,55
23	152	2,84	64,40
24	181	3,39	67,78
25	153	2,86	70,65
26	155	2,90	73,55
27	132	2,47	76,01
28	131	2,45	78,47
29	130	2,43	80,90
30	110	2,06	82,96
31	96	1,80	84,75
32	112	2,10	86,85
33	104	1,95	88,79
34	89	1,67	90,46
35	66	1,23	91,69
36	69	1,29	92,98
37	51	0,95	93,94
38	62	1,16	95,10
39	65	1,22	96,31
40	40	0,75	97,06
41	31	0,58	97,64
42	37	0,69	98,33
43	17	0,32	98,65
44	18	0,34	98,99
45	22	0,41	99,40
46	12	0,22	99,63
47	11	0,21	99,83
49	4	0,07	99,91
50	1	0,02	99,93
51	4	0,07	100
Total	5345	100	—

CAPÍTULO 3

Índice Menopausal de Kupperman

Como se nota na Tabela 3.23 e no Gráfico 3.19, o IMK (total) que reflete a sintomatologia global do climatério apresenta diminuição estatisticamente significativa conforme aumenta o tempo de menopausa.

Tabela 3.23 Distribuição dos graus do IMK, em função do tempo de menopausa.

Tempo de menopausa (anos)	Índice Menopausal de Kupperman				Total
	Ausente	Leve	Moderado	Acentuado	
De 1 a 5	41	830	1.183	286	2.340
	1,75%	35,47%	50,56%	12,22%	100%
De 6 a 10	50	529	578	130	1.287
	3,89%	41,10%	44,91%	10,10%	100%
Acima de 10	61	962	601	94	1.718
	3,55%	56%	34,98%	5,47%	100%
Total	152	2.321	2.362	510	5.345
	2,84%	43,43%	44,19%	9,54%	100%

p < 0,001 (teste de Qui-quadrado)

Dados Epidemiológicos, Clínicos e Propedêuticos de Mulheres Brasileiras no Climatério

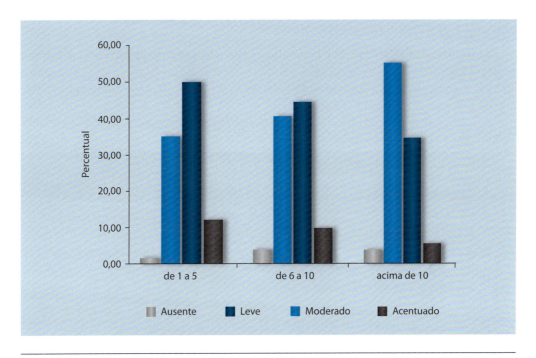

Gráfico 3.19 Representação da distribuição dos graus do IMK, em função do tempo de menopausa.

Envelhecimento Feminino

Sintomas vasomotores × tempo de menopausa

Os sintomas vasomotores que constituem uma das principais queixas da síndrome do climatério estão mais presentes nos primeiros 5 anos de menopausa, evoluindo com redução significativa para ausente e menos acentuado com o decorrer do tempo de menopausa (Tabela 3.24 e Gráfico 3.20).

Tabela 3.24 Distribuição dos graus de sintomas vasomotores, em função do tempo de menopausa.

Tempo de menopausa (anos)	Sintomas vasomotores				Total
	Ausente	Leve	Moderado	Acentuado	
De 1 a 5	498	512	474	856	2.340
	21,28%	21,88%	20,26%	36,58%	100%
De 6 a 10	422	296	213	356	1.287
	32,79%	23%	16,55%	27,66%	100%
Acima de 10	867	399	204	248	1.718
	50,47%	23,22%	11,87%	14,44%	100%
Total	1.787	1.207	891	1.460	5.345
	33,43%	22,58%	16,67%	27,32%	100%

p < 0,001 (teste de Qui-quadrado)

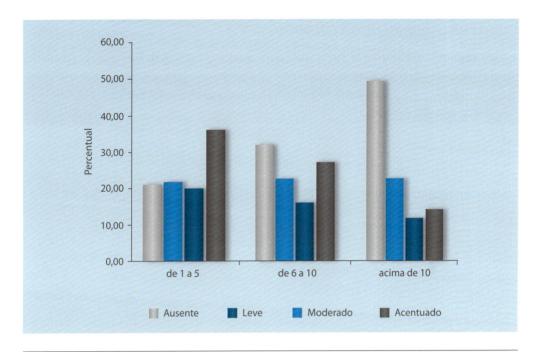

Gráfico 3.20 Representação da distribuição dos graus de sintomas vasomotores, em função do tempo de menopausa.

Em relação aos sintomas: parestesia, nervosismo, melancolia, fraqueza, cefaleia, palpitação e formigamento (Tabelas 3.25 a 3.31 e nos Gráficos 3.21 a 3.27, respectivamente), observa-se que os mesmos diminuem com o tempo de menopausa (diferença estatisticamente significativa). Para a manifestação vertigem, embora mostre tendência a diminuir com o tempo de menopausa, a diferença não foi significante (Tabela 3.32 e Gráfico 3.28).

Parestesia × tempo de menopausa

Tabela 3.25 Distribuição dos graus de parestesia, em função do tempo de menopausa.

Tempo de menopausa (anos)	Parestesia Ausente	Leve	Moderado	Acentuado	Total
De 1 a 5	1.209	592	307	232	2.340
	51,67%	25,30%	13,12%	9,91%	100%
De 6 a 10	639	369	145	134	1.287
	49,65%	28,67%	11,27%	10,41%	100%
Acima de 10	940	477	162	139	1.718
	54,72%	27,76%	9,43%	8,09%	100%
Total	2.788	1.438	614	505	5.345
	52,16%	26,90%	11,49%	9,45%	100%

$p < 0,001$ (teste de Qui-quadrado)

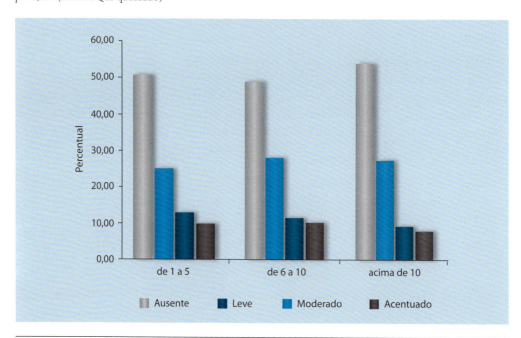

Gráfico 3.21: Representação da distribuição dos graus de parestesia, em função do tempo de menopausa.

Nervosismo × tempo de menopausa

Tabela 3.26 Distribuição dos graus de nervosismo, em função do tempo de menopausa.

Tempo de menopausa (anos)	Nervosismo Ausente	Leve	Moderado	Acentuado	Total
De 1 a 5	644	534	453	709	2340
	27,52%	22,82%	19,36%	30,30%	100%
De 6 a 10	386	305	263	333	1.287
	29,99%	23,70%	20,44%	25,87%	100%
Acima de 10	662	438	264	354	1.718
	38,53%	25,49%	15,37%	20,61%	100%
Total	1.692	1.277	980	1.396	5.345
	31,66%	23,89%	18,33%	26,12%	100%

p < 0,001 (teste de Qui-quadrado)

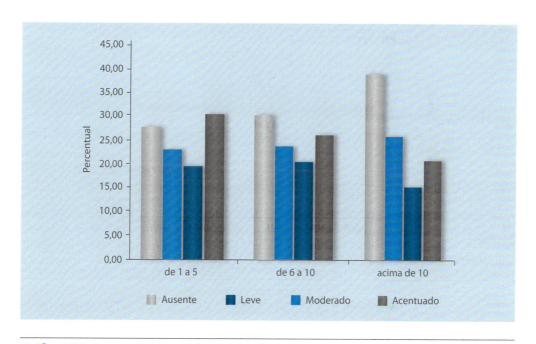

Gráfico 3.22 Representação da distribuição dos graus de nervosismo, em função do tempo de menopausa.

Melancolia × tempo de menopausa

Tabela 3.27 Distribuição dos graus de melancolia, em função do tempo de menopausa.

Tempo de menopausa (anos)	Melancolia Ausente	Leve	Moderado	Acentuado	Total
De 1 a 5	846	476	414	604	2.340
	36,16%	20,34%	17,69%	25,81%	100%
De 6 a 10	543	245	225	274	1.287
	42,19%	19,04%	17,48%	21,29%	100%
Acima de 10	816	335	236	331	1.718
	47,49%	19,50%	13,74%	19,27%	100%
Total	2.205	1.056	875	1.209	5.345
	41,25%	19,76%	16,37%	22,62%	100%

$p < 0{,}001$ (teste de Qui-quadrado)

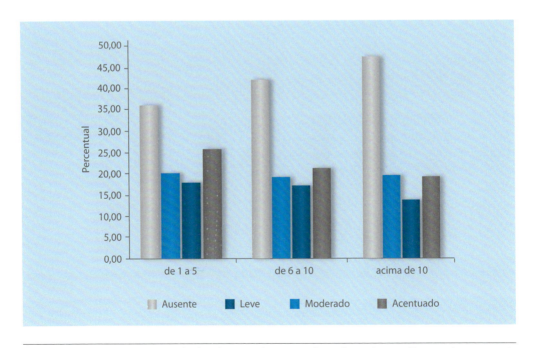

Gráfico 3.23 Representação da distribuição dos graus de melancolia, em função do tempo de menopausa.

Fraqueza × tempo de menopausa

Tabela 3.28 Distribuição dos graus de fraqueza, em função do tempo de menopausa.

Tempo de menopausa (anos)	Ausente	Leve	Moderado	Acentuado	Total
De 1 a 5	1.283	501	276	280	2.340
	54,83%	21,41%	11,79%	11,97%	100%
De 6 a 10	747	258	146	136	1.287
	58,04%	20,05%	11,34%	10,57%	100%
Acima de 10	1.076	348	170	124	1.718
	62,63%	20,25%	9,90%	7,22%	100%
Total	3.106	1.107	592	540	5.345
	58,11%	20,71%	11,08%	10,10%	100%

$p < 0,001$ (teste de Qui-quadrado)

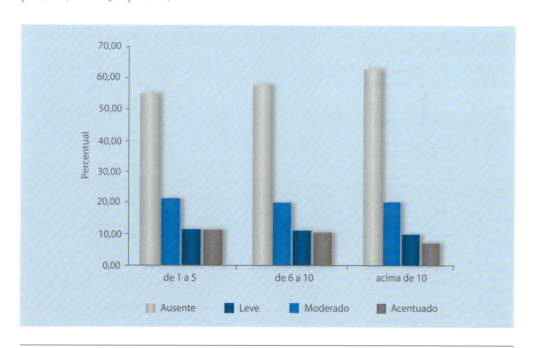

Gráfico 3.24 Representação da distribuição dos graus de fraqueza, em função do tempo de menopausa.

Cefaleia × tempo de menopausa

Tabela 3.29 Distribuição dos graus de cefaleia, em função do tempo de menopausa.

Tempo de menopausa (anos)	Cefaleia Ausente	Leve	Moderado	Acentuado	Total
De 1 a 5	956	573	328	483	2.340
	40,85%	24,49%	14,02%	20,64%	100%
De 6 a 10	586	322	169	210	1.287
	45,53%	25,02%	13,13%	16,32%	100%
Acima de 10	856	431	207	224	1.718
	49,82%	25,09%	12,05%	13,04%	100%
Total	2.398	1.326	704	917	5.345
	44,86%	24,81%	13,17%	17,16%	100%

p < 0,001 (teste de Qui-quadrado)

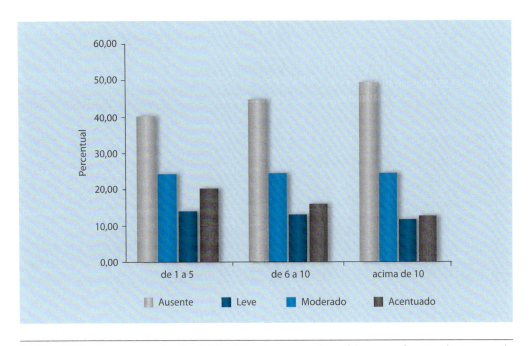

Gráfico 3.25 Representação da distribuição dos graus de cefaleia, em função do tempo de menopausa.

Palpitação × tempo de menopausa

Tabela 3.30 Distribuição dos graus de palpitação, em função do tempo de menopausa.

Tempo de menopausa (anos)	Palpitação Ausente	Leve	Moderado	Acentuado	Total
De 1 a 5	1.182	589	333	236	2.340
	50,51%	25,17%	14,23%	10,09%	100%
De 6 a 10	644	349	195	99	1.287
	50,04%	27,12%	15,15%	7,69%	100%
Acima de 10	929	474	189	126	1.718
	54,08%	27,59%	11%	7,33%	100%
Total	2.755	1.412	717	461	5.345
	51,55%	26,42%	13,41%	8,62%	100%

$p < 0,001$ (teste de Qui-quadrado)

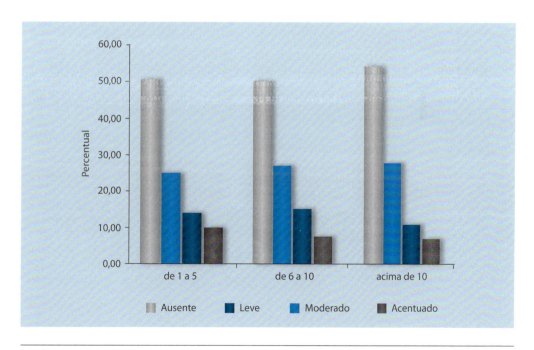

Gráfico 3.26 Representação da distribuição dos graus de palpitação, em função do tempo de menopausa.

Formigamento × tempo de menopausa

Tabela 3.31 Distribuição dos graus de formigamento, em função do tempo de menopausa.

Tempo de menopausa (anos)	Formigamento Ausente	Leve	Moderado	Acentuado	Total
De 1 a 5	1.045	629	341	325	2.340
	44,66%	26,88%	14,57%	13,89%	100%
De 6 a 10	571	360	196	160	1.287
	44,37%	27,97%	15,23%	12,43%	100%
Acima de 10	872	472	206	168	1.718
	50,76%	27,47%	11,99%	9,78%	100%
Total	2.488	1.461	743	653	5.345
	46,55%	27,33%	13,90%	12,22%	100%

p < 0,001 (teste de Qui-quadrado)

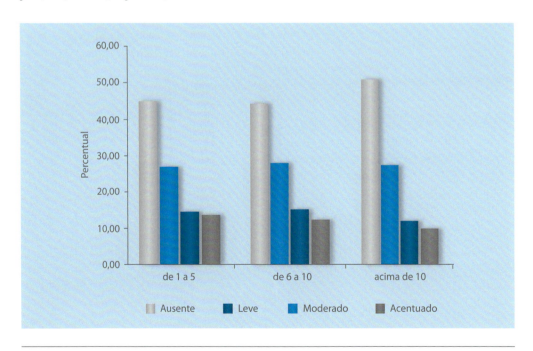

Gráfico 3.27 Representação da distribuição dos graus de formigamento, em função do tempo de menopausa.

Vertigem × tempo de menopausa

Tabela 3. 32 Distribuição dos graus de vertigem, em função do tempo de menopausa.

Tempo de menopausa (anos)	Vertigem Ausente	Vertigem Leve	Vertigem Moderado	Vertigem Acentuado	Total
De 1 a 5	1.289	578	264	209	2.340
	55,09%	24,70%	11,28%	8,93%	100%
De 6 a 10	743	315	115	114	1.287
	57,73%	24,47%	8,94%	8,86%	100%
Acima de 10	1.029	393	160	136	1.718
	59,89%	22,88%	9,31%	7,92%	100%
Total	3.061	1.286	539	459	5.345
	57,27%	24,06%	10,08%	8,59%	100%

p = 0,044 (teste de Qui-quadrado)

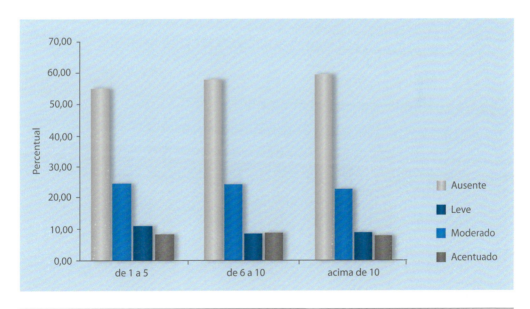

Gráfico 3.28 Representação da distribuição dos graus de vertigem, em função do tempo de menopausa.

CAPÍTULO 3

Artralgia/mialgia × tempo de menopausa

A artralgia/mialgia e a insônia não mostraram tendência a redução com o tempo decorrido de menopausa (Tabelas 3.33 e 34 e Gráficos 3.29 e 3.30); fato a ser considerado é que este comportamento se deve a outros fatores não relacionados ao hipoestrogenismo.

Tabela 3.33 Distribuição dos graus de artralgia/mialgia, em função do tempo de menopausa.

Tempo de menopausa (anos)	Artralgia/Mialgia				Total
	Ausente	Leve	Moderado	Acentuado	
De 1 a 5	609	370	500	861	2.340
	26,03%	15,81%	21,37%	36,79%	100%
De 6 a 10	351	178	259	499	1.287
	27,27%	13,83%	20,13%	38,77%	100%
Acima de 10	444	255	336	683	1.718
	25,84%	14,84%	19,56%	39,76%	100%
Total	1.404	803	1.095	2.043	5.345
	26,27%	15,02%	20,49%	38,22%	100%

p = 0,322 (teste de Qui-quadrado)

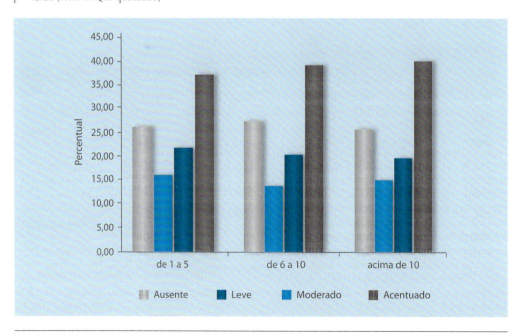

Gráfico 3.29 Representação da distribuição dos graus de artralgia/mialgia, em função do tempo de menopausa.

Insônia × tempo de menopausa

Tabela 3.34 Distribuição dos graus de insônia, em função do tempo de menopausa.

Tempo de menopausa (anos)	Insônia Ausente	Leve	Moderado	Acentuado	Total
De 1 a 5	939	479	408	514	2.340
	40,12%	20,47%	17,44%	21,97%	100%
De 6 a 10	537	262	216	272	1.287
	41,72%	20,36%	16,78%	21,14%	100%
Acima de 10	761	356	280	321	1.718
	44,30%	20,72%	16,30%	18,68%	100%
Total	2.237	1.097	904	1.107	5.345
	41,86%	20,52%	16,91%	20,71%	100%

p = 0,115 (teste de Qui-quadrado)

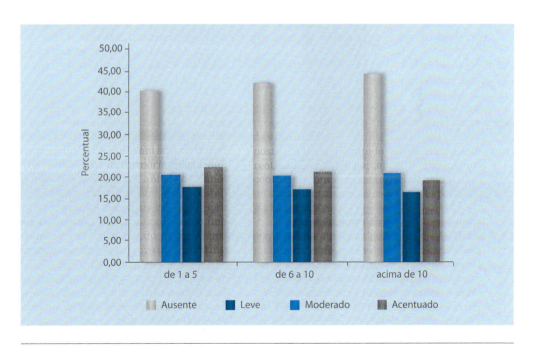

Gráfico 3.30 Representação da distribuição dos graus de insônia, em função do tempo de menopausa.

ANTECEDENTES PESSOAIS MÓRBIDOS

É importante considerar nas mulheres estudadas a presença ou não de doenças pregressas (Tabela 3.35 e Gráfico 3.31), bem como as que foram mais frequentes como exposto na Tabela 3.36 e no Gráfico 3.32.

Tabela 3.35 Antecedentes pessoais das mulheres no momento do atendimento para a coleta dos dados.

Antecedentes Pessoais	Frequência	Percentual
Apresenta	4.864	81,50
Não apresenta	1.104	18,50
Total	5.968	100

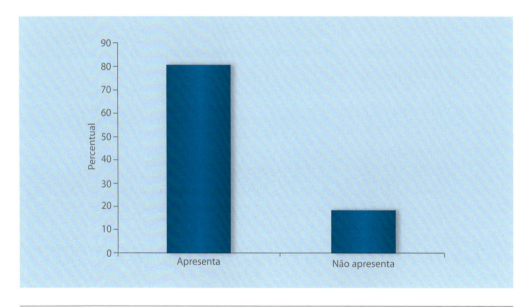

Gráfico 3.31 Representação da distribuição da presença e da ausência de antecedentes pessoais.

Tabela 3.36 Antecedentes pessoais mórbidos declarados no momento do primeiro atendimento (n = 4.864).

Antecedente	Frequência	Percentual
Hipertensão arterial	2.186	44,94%
Diabetes	487	10,01%
Tabagismo	408	8,39%
Tireopatias	344	7,07%
Neoplasias	312	6,41%
Doenças cardiovasculares	57	1,17%
Dislipidemias	43	0,88%
Distúrbios psiquiátricos	3	0,06%

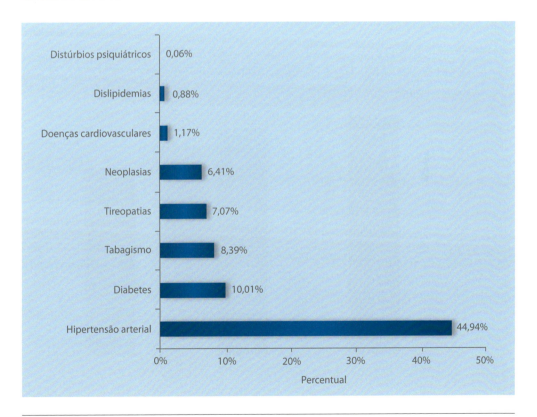

Gráfico 3.32 Representação da distribuição dos antecedentes pessoais mórbidos.

Envelhecimento Feminino

Em relação aos parâmetros clínicos considerados, os mais relevantes foram: pressão arterial, índice de massa corpórea (peso em Kg/ altura em centímetros^2) e exame ginecológico completo (exame das mamas, abdome, órgãos genitais externos e órgãos genitais internos).

PRESSÃO ARTERIAL

A pressão arterial foi considerada de acordo com três níveis como exposto na Tabela 3.37 e no Gráfico 3.33, observando-se que 28,83% apresentavam níveis elevados.

Tabela 3.37 Pressão arterial medida no momento do atendimento para a coleta dos dados.

Pressão arterial (mmHg)	Frequência	Percentual
≤ 120/80	1.926	36,45
de 121/81 a 140/90	1.834	34,72
≥ 141/91	1.523	28,83
Total	5.283	100

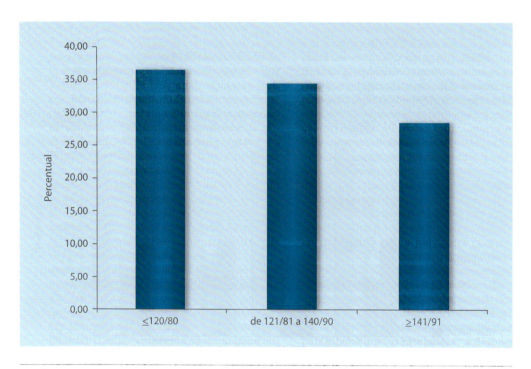

Gráfico 3.33 Representação da distribuição da pressão arterial.

Dados Epidemiológicos, Clínicos e Propedêuticos de Mulheres Brasileiras no Climatério

PRESSÃO ARTERIAL × FAIXA ETÁRIA

A distribuição dos níveis de pressão arterial de acordo com a faixa etária, exposta na Tabela 3.38 e Gráfico 3.34, permite verificar que, com o aumento da idade, ocorre elevação significativa da pressão arterial (mmHg).

Tabela 3.38   Distribuição da pressão arterial, em função das faixas etárias (anos).

Faixa etária (idade)	Pressão arterial			Total
	≤ 120/80	de 121/81 a 140/90	≥ 141/91	
De 41 a 45	118	63	31	212
	55,66%	29,72%	14,62%	100%
De 46 a 50	439	262	180	881
	49,83%	29,74%	20,43%	100%
De 51 a 55	608	508	396	1.512
	40,21%	33,60%	26,19%	100%
Acima de 55	761	1.001	916	2.678
	28,42%	37,38%	34,20%	100%
Total	1.926	1.834	1.523	5.283
	36,45%	34,72%	28,83%	100%

p < 0,001 (teste de Qui-quadrado)

CAPÍTULO 3

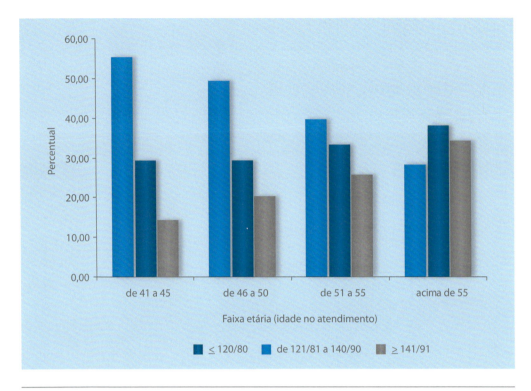

Gráfico 3.34 Representação da distribuição da pressão arterial, por faixa etária.

ÍNDICE DE MASSA CORPÓREA – QUETELET (PESO/ALTURA^2)

O índice de massa corpórea calculado na consulta inicial mostra que 68,13% das mulheres apresentavam sobrepeso ou eram obesas (Tabela 3.39 e Gráfico 3.35).

Tabela 3.39 Índice de Quetelet no momento do atendimento para a coleta dos dados.

Índice de Quetelet	Frequência	Percentual
Magra (< 20)	173	3,44
Normal (20-25)	1.308	26,02
Sobrepeso (> 25-30)	2.062	41,02
Obesidade (> 30-35)	1.363	27,11
Obesidade mórbida (> 35)	121	2,41
Total	5.027	100

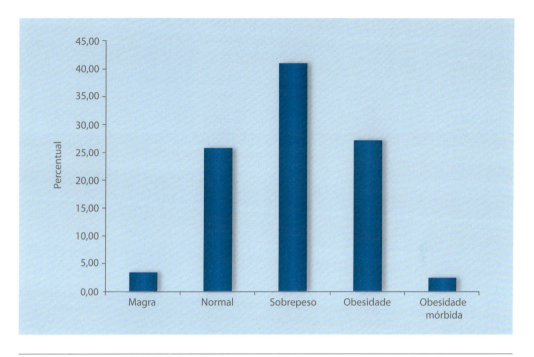

Gráfico 3.35 Representação da distribuição do índice de Quetelet.

ÍNDICE DE MASSA CORPÓREA × TEMPO DE MENOPAUSA

Na avaliação do tempo de menopausa e o índice de massa corpórea observou-se que com o aumento do tempo de menopausa há tendência de diminuição do IMC (Tabela 3.40 e Gráfico 3.36).

Tabela 3.40 Tempo de menopausa, em função do índice de Quetelet (IMC).

IMC	Tempo de menopausa (anos)			Total
	de 1 a 5	de 6 a 10	acima de 10	
Magra	64	35	74	173
	36,99%	20,23%	42,78%	100%
Normal	569	329	410	1.308
	43,50%	25,15%	31,35%	100%
Sobrepeso	913	474	675	2.062
	44,27%	22,99%	32,74%	100%
Obesidade	615	338	410	1.363
	45,12%	24,80%	30,08%	100%
Obesidade mórbida	66	28	27	121
	54,55%	23,14%	22,31%	100%
Total	2.227	1.204	1.596	5.027
	44,30%	23,95%	31,75%	100%

p = 0,009 (teste de Qui-quadrado)

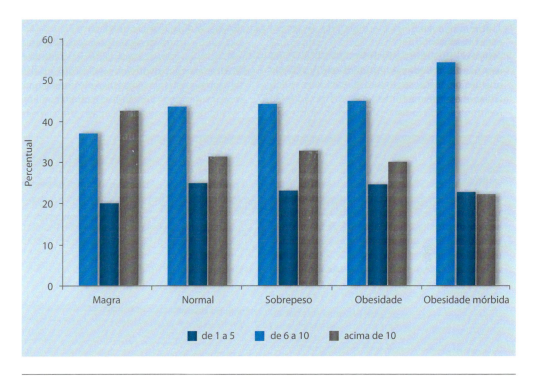

Gráfico 3.36 Representação da distribuição do tempo de menopausa (anos), pelo IMC.

ÍNDICE DE MASSA CORPÓREA × SINTOMAS VASOMOTORES

Comparando-se os sintomas vasomotores com o IMC, verificou-se que com o aumento da massa corpórea são mais frequentes os sintomas vasomotores acentuados (Tabela 3.41 e Gráfico 3.37).

Tabela 3.41 Sintomas vasomotores, em função do índice de Quetelet (IMC).

IMC	Sintomas vasomotores				Total
	Ausente	Leve	Moderado	Acentuado	
Magra	62	22	29	38	151
	41,05%	14,57%	19,21%	25,17%	100%
Normal	424	289	199	289	1.201
	35,31%	24,06%	16,57%	24,06%	100%
Sobrepeso	625	413	322	494	1.854
	33,71%	22,27%	17,37%	26,65%	100%
Obesidade	364	293	202	367	1.226
	29,69%	23,90%	16,48%	29,93%	100%
Obesidade mórbida	36	19	21	36	112
	32,14%	16,97%	18,75%	32,14%	100%
Total	1.511	1.036	773	1.224	4.544
	33,25%	22,80%	17,01%	26,94%	100%

p = 0,007 (teste de Qui-quadrado)

Dados Epidemiológicos, Clínicos e Propedêuticos de Mulheres Brasileiras no Climatério

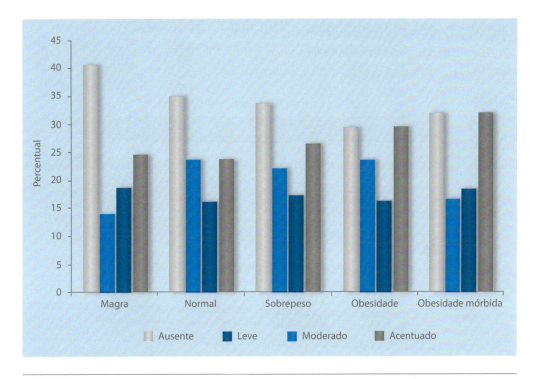

Gráfico 3.37 Representação da distribuição dos sintomas vasomotores, pelo IMC.

ÍNDICE DE MASSA CORPÓREA × MELANCOLIA

À semelhança dos sintomas vasomotores, melancolia foi mais frequente nas mulheres com IMC mais elevado (Tabela 3.42 e Gráfico 3.38).

Tabela 3.42 Melancolia, em função do índice de Quetelet (IMC).

IMC	Melancolia				Total
	Ausente	Leve	Moderado	Acentuado	
Magra	64	25	30	32	151
	42,38%	16,56%	19,87%	21,19%	100%
Normal	537	230	187	247	1.201
	44,71%	19,15%	15,57%	20,57%	100%
Sobrepeso	740	383	287	444	1.854
	39,91%	20,66%	15,48%	23,95%	100%
Obesidade	471	273	207	275	1.226
	38,42%	22,27%	16,88%	22,43%	100%
Obesidade mórbida	37	23	24	28	112
	33,03%	20,54%	21,43%	25%	100%
Total	1.849	934	735	1.026	4.544
	40,69%	20,55%	16,18%	22,58%	100%

p = 0,011 (teste de Qui-quadrado)

Dados Epidemiológicos, Clínicos e Propedêuticos de Mulheres Brasileiras no Climatério

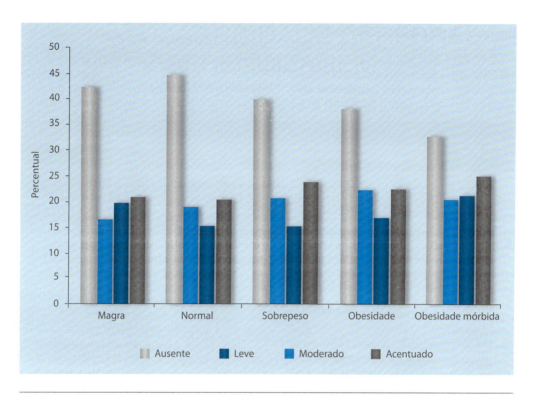

Gráfico 3.38 Representação da distribuição dos graus de melancolia, pelo IMC.

Envelhecimento Feminino

ÍNDICE DE MASSA CORPÓREA × ARTRALGIA

As dores articulares também foram mais frequentes nas mulheres obesas (Tabela 3.43 e Gráfico 3.39).

Tabela 3.43 Artralgia, em função do índice de Quetelet (IMC).

IMC	Artralgia				Total
	Ausente	Leve	Moderado	Acentuado	
Magra	47	23	28	53	151
	31,13%	15,23%	18,54%	35,10%	100%
Normal	345	206	261	389	1.201
	28,73%	17,15%	21,73%	32,39%	100%
Sobrepeso	470	269	381	734	1.854
	25,35%	14,51%	20,55%	39,59%	100%
Obesidade	293	174	260	499	1.226
	23,90%	14,19%	21,21%	40,70%	100%
Obesidade mórbida	19	18	25	50	112
	16,96%	16,07%	22,32%	44,65%	100%
Total	1.174	690	955	1.725	4.544
	25,84%	15,18%	21,02%	37,96%	100%

p = 0,002 (teste de Qui-quadrado)

Dados Epidemiológicos, Clínicos e Propedêuticos de Mulheres Brasileiras no Climatério

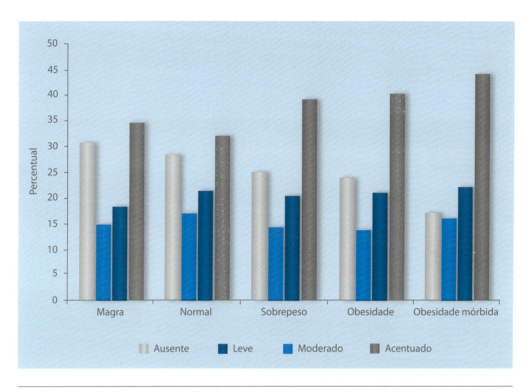

Gráfico 3.39   Representação da distribuição dos graus de artralgia, pelo IMC.

ÍNDICE DE MASSA CORPÓREA × IMK TOTAL

A Tabela 3.44 e o Gráfico 3.40 mostraram que o IMK total nas obesas tende a ser maior, com diferença estatística.

Tabela 3.44 IMK Total, em função do índice de Quetelet (IMC).

IMC	IMK				Total
	Ausente	Leve	Moderado	Acentuado	
Magra	3	76	58	14	151
	1,99%	50,33%	38,41%	9,27%	100%
Normal	39	545	528	89	1.201
	3,25%	45,38%	43,96%	7,41%	100%
Sobrepeso	55	817	791	191	1.854
	2,97%	44,07%	42,66%	10,30%	100%
Obesidade	22	496	573	135	1.226
	1,79%	40,46%	46,74%	11,01%	100%
Obesidade mórbida	1	43	56	12	112
	0,89%	38,39%	50%	10,72%	100%
Total	120	1.977	2.006	441	4.544
	2,64%	43,50%	44,15%	9,71%	100%

p = 0,006 (teste de Qui-quadrado)

Dados Epidemiológicos, Clínicos e Propedêuticos de Mulheres Brasileiras no Climatério

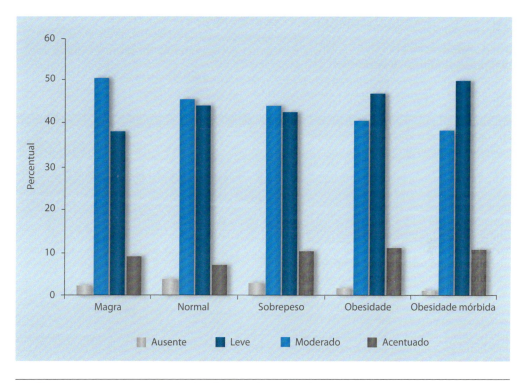

Gráfico 3.40 Representação da distribuição dos graus de IMK, pelo IMC.

ÍNDICE DE MASSA CORPÓREA × PRESSÃO ARTERIAL

Aspecto relevante foi o comportamento da pressão arterial, que apresentou elevação significativa com o aumento do índice de massa corpórea (Tabela 3.45 e Gráfico 3.41).

Tabela 3.45 Pressão arterial, em função do índice de Quetelet (IMC).

IMC	Pressão arterial			Total
	< = 120/80	de 121/81 a 140/90	> = 141/91	
Magra	91	50	25	166
	54,82%	30,12%	15,06%	100%
Normal	642	397	230	1.269
	50,59%	31,28%	18,13%	100%
Sobrepeso	727	730	556	2.013
	36,12%	36,26%	27,62%	100%
Obesidade	314	480	533	1.327
	23,66%	36,17%	40,17%	100%
Obesidade mórbida	15	40	66	121
	12,39%	33,06%	54,55%	100%
Total	1.789	1.697	1.410	4.896
	36,54%	34,66%	28,80%	100%

p < 0,001 (teste de Qui-quadrado)

Dados Epidemiológicos, Clínicos e Propedêuticos de Mulheres Brasileiras no Climatério

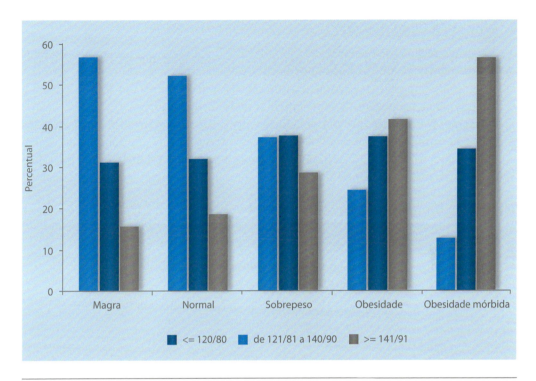

Gráfico 3.41 Representação da distribuição da pressão arterial, pelo IMC.

EXAME GINECOLÓGICO

O avanço tecnológico tem causado prejuízo no atendimento da paciente, pois, muitos profissionais deixam de obter informações valiosas no exame clínico que, sem dúvida, é o mais importante. Permite a avaliação da mulher como um todo e facilita a orientação para a propedêutica complementar mais adequada.

O exame ginecológico que compreende o exame das mamas, do abdome, dos órgãos genitais externos e avaliação dos órgãos genitais internos através do toque e do exame especular foi considerado por tópicos em normal e alterado. A Tabela 3.46 e o Gráfico 3.42 demonstram que a maioria das pacientes apresentava características normais.

Tabela 3.46 Itens do exame ginecológico — distribuição de resultados normais e alterados.

Variável	Normal		Alterado		Total	
	Frequência	Percentual	Frequência	Percentual	Frequência	Percentual
Mamas	5.535	98,52	83	1,48	5.618	100
Abdômen	5.562	99,50	28	0,50	5.590	100
Órgãos Genitais Externos	4.972	90,38	529	9,62	5.501	100
Especular	4.869	90,40	517	9,60	5.386	100
Toque	5.003	93,88	326	6,12	5.329	100

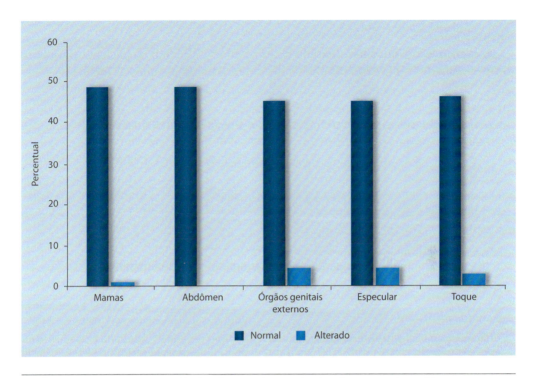

Gráfico 3.42 Representação da distribuição dos resultados do exame ginecológico.

Envelhecimento Feminino

DOSAGENS HORMONAIS

As dosagens hormonais são solicitadas de acordo com a idade da paciente e o quadro clínico. Assim, FSH, LH e estradiol são indicados nos primeiros anos de menopausa. Foram consideradas na menopausa mulheres com idade de 40 anos ou mais que estivessem em amenorreia por mais de um ano com dosagens hormonais de FSH, LH e estradiol compatíveis com a menopausa (FSH maior que 40 mUI/mL; LH maior que 30 mUI/mL e estradiol menor que 45 pg/mL). A análise global destas pacientes mostrou que com o passar dos anos de menopausa ocorre tendência à diminuição dos valores de FSH e LH.

As dosagens hormonais solicitadas de acordo com a indicação clínica estão expostas na Tabela 3.47 e no Gráfico 3.43. A prolactina solicitada em 1.320 mulheres que apresentavam quadro clínico com possibilidade de hiperprolactinemia revelou somente 55 casos alterados, isto é, 4%.

Em relação ao perfil androgênico (testosterona, androstenediona e sulfato de deidroepiandrosterona – SDHEA) solicitados quando havia sinais clínicos de hiperandrogenismo (Tabela 3.47). Observou-se que a maioria destas mulheres (78,72%) apresentavam testosterona elevada; aumento de androstenediona em 37,34%, e de SDHEA em 34,15%. Tais dados justificam a pesquisa de hiperandrogenismo laboratorial nas pacientes com manifestações clínicas sugestivas.

A pesquisa dos hormônios da tireoide mostrou que a dosagem do TSH (hormônio tireoestimulante) estava alterada em 3,83%, do T3 em 3,22% e do T4 livre em 0,59%.

Tabela 3.47 Itens das dosagens hormonais — distribuição de resultados normais e alterados.

Dosagem hormonal	Valores de referência para pós--menopausa	Normal		Alterado		Total	
		Frequência	Percentual	Frequência	Percentual	Frequência	Percentual
PRL	1-25 ng/mL	1.320	96	55	4	1.375	100
TESTO	15-70 ng/dL	136	21,28	503	78,72	639	100
ANDRO	0,8-2,8 ng/mL	349	62,66	208	37,34	557	100
SDHEA	30-260 mcg/100 mL	374	65,85	194	34,15	568	100
T3	40-181 ng/100 mL	1.174	96,78	39	3,22	1.213	100
T4_L	0,8-2,7 ng/100 mL	1.174	99,41	7	0,59	1.181	100
TSH	0,5-10,0 micro UI/mL	1.809	96,17	72	3,83	1.881	100

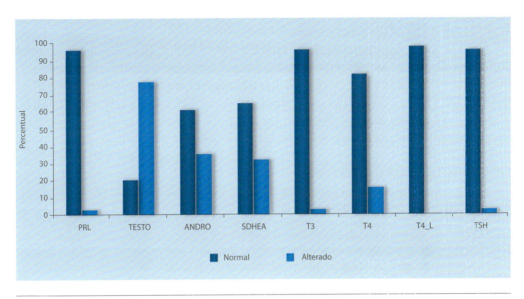

Gráfico 3.43 Representação das distribuições das dosagens hormonais.

EXAMES LABORATORIAIS

Os exames laboratoriais: colesterol total e frações (HDL; LDL; VLDL), triglicérides e glicemia são feitos de rotina com finalidades preventivas em virtude do aumento da incidência de dislipidemias e distúrbios do metabolismo dos hidratos de carbono nesta faixa etária. A ureia e creatinina são reservadas para os casos de hipertensão arterial ou suspeita de alterações renais.

Como observado na Tabela 3.48 e no Gráfico 3.44, as dosagens de colesterol total e frações achavam-se alteradas em 67,16%, sendo 55,95% às custas do LDL e 44,55% do HDL. Já os triglicérides estavam alterados em 32,29%, observando-se a elevação destes fatores de risco para doenças cardiovasculares no climatério. Quanto aos demais parâmetros, a glicemia apresentou-se alterada em 37,61% e a creatinina em 7,32%.

Tabela 3.48 Itens dos exames laboratoriais — distribuição de resultados normais e alterados.

Dosagem	Normal		Alterado		Total	
	Frequência	Percentual	Frequência	Percentual	Frequência	Percentual
Colesterol	1.119	32,84	2.288	67,16	3.407	100
HDL	1.795	55,45	1.442	44,55	3.237	100
LDL	1.388	44,05	1.763	55,95	3.151	100
Triglicérides	2.265	67,71	1.080	32,29	3.345	100
Glicemia	2.075	62,39	1.251	37,61	3.326	100
Ureia	462	79,25	121	20,75	583	100
Creatinina	582	92,68	46	7,32	628	100

Dados Epidemiológicos, Clínicos e Propedêuticos de Mulheres Brasileiras no Climatério

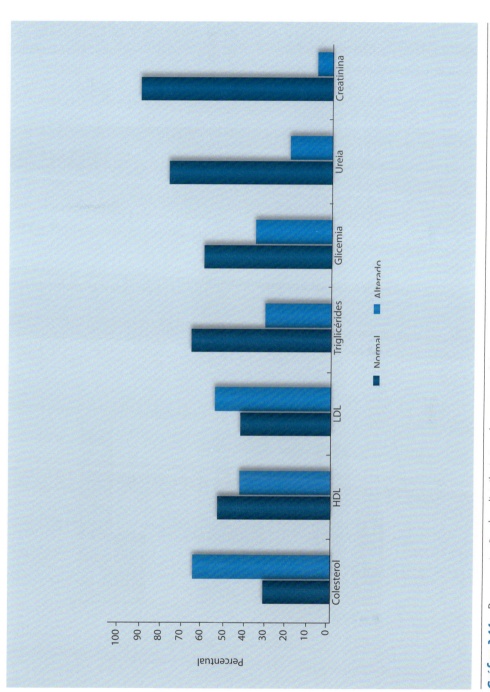

Gráfico 3.44 Representação das distribuições dos exames laboratoriais.

COLESTEROL × TEMPO DE MENOPAUSA

Conforme já comentado, os níveis de colesterol aumentam na mulher climatérica, como se observa na Tabela 3.49 e no Gráfico 3.45: quanto maior o tempo de menopausa, mais alterados estão os níveis de colesterol.

Tabela 3.49 Colesterol — distribuição de resultados normais e alterados por tempo de menopausa.

Tempo de menopausa (anos)	Colesterol Normal	Colesterol Alterado	Total
Até 5	563	936	1.499
	37,56%	62,44%	100%
De 6 a 10	262	567	829
	31,60%	68,40%	100%
11 ou mais	294	785	1.079
	27,25%	72,75%	100%
Total	1.119	2.288	3.407
	32,84%	67,16%	100%

$p < 0,001$ (teste de Qui-quadrado)

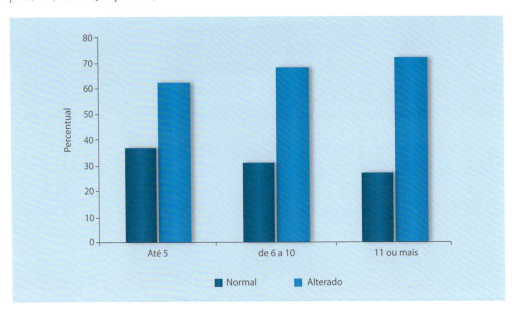

Gráfico 3.45 Representação da distribuição de Colesterol por tempo de menopausa.

HDL × TEMPO DE MENOPAUSA

Embora o HDL e o LDL piorem com o tempo de menopausa, a mudança não é significativa (Tabelas 3.50 e 3.51 e Gráficos 3.46 e 3.47).

Tabela 3.50 HDL — distribuição de resultados normais e alterados por tempo de menopausa.

Tempo de menopausa (anos)	HDL Normal	HDL Alterado	Total
até 5	776	656	1.432
	54,19%	45,81%	100%
de 6 a 10	429	354	783
	54,79%	45,21%	100%
11 ou mais	590	432	1.022
	57,73%	42,27%	100%
Total	1.795	1.442	3.237
	55,45%	44,55%	100%

p = 0,201 (teste de Qui-quadrado)

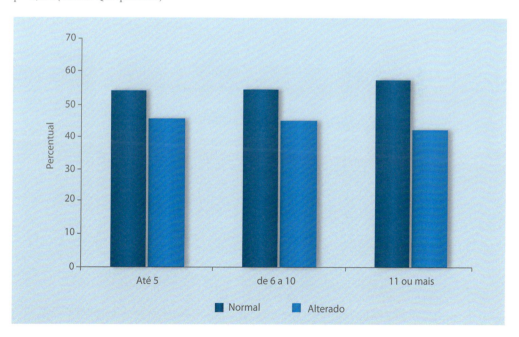

Gráfico 3.46 Representação da distribuição de HDL por tempo de menopausa.

LDL × TEMPO DE MENOPAUSA

Tabela 3.51 LDL — distribuição de resultados normais e alterados por tempo de menopausa.

Tempo de menopausa (anos)	LDL Normal	LDL Alterado	Total
Até 5	631 45,33%	761 54,67%	1.392 100%
De 6 a 10	323 42,44%	438 57,56%	761 100%
11 ou mais	434 43,49%	564 56,51%	998 100%
Total	1.388 44,05%	1.763 55,95%	3.151 100%

p = 0,396 (teste de Qui-quadrado)

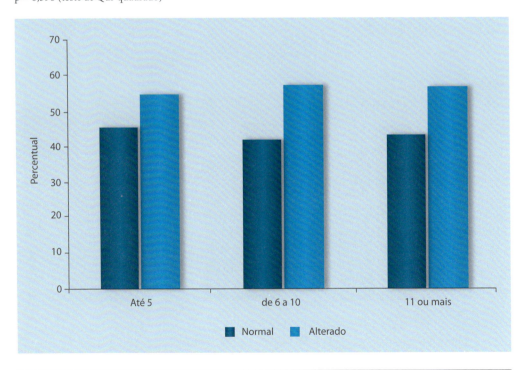

Gráfico 3.47 Representação da distribuição de LDL por tempo de menopausa.

TRIGLICÉRIDES × TEMPO DE MENOPAUSA

As avaliações de triglicérides, glicemia, ureia e creatinina mostraram aumento significativo de acordo com o tempo de menopausa (Tabelas 3.52 a 3.55 e Gráficos 3.48 a 3.51).

Tabela 3.52 Triglicérides – distribuição de resultados normais e alterados por tempo de menopausa.

Tempo de menopausa (anos)	Triglicérides Normal	Triglicérides Alterado	Total
Até 5	1.040 70,80%	429 29,20%	1.469 100%
De 6 a 10	544 66,67%	272 33,33%	816 100%
11 ou mais	681 64,25%	379 35,75%	1.060 100%
Total	2.265 67,71%	1.080 32,29%	3.345 100%

p = 0,002 (teste de Qui-quadrado)

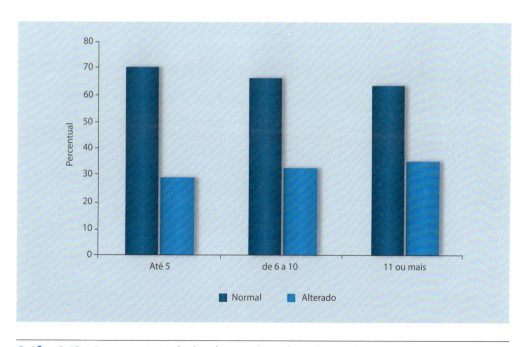

Gráfico 3.48 Representação da distribuição de triglicérides por tempo de menopausa.

GLICEMIA × TEMPO DE MENOPAUSA

Tabela 3.53 Glicemia — distribuição de resultados por tempo de menopausa.

Tempo de menopausa (anos)	Glicemia Até 99	Glicemia De 100 a 125	Glicemia 126 ou mais	Total
Até 5	996 68,88%	344 23,79%	106 7,33%	1.446 100%
De 6 a 10	523 65,30%	203 25,34%	75 9,36%	801 100%
11 ou mais	635 58,85%	330 30,58%	114 10,57%	1.079 100%
Total	2.154 64,76%	877 26,37%	295 8,87%	3.326 100%

p < 0,001 (teste de Qui-quadrado)

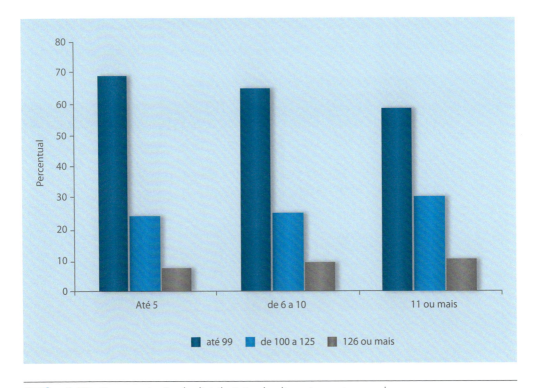

Gráfico 3.49 Representação da distribuição de glicemia por tempo de menopausa.

UREIA × TEMPO DE MENOPAUSA

Tabela 3.54 Ureia – distribuição de resultados normais e alterados por tempo de menopausa.

Tempo de menopausa (anos)	Ureia Normal	Ureia Alterado	Total
Até 5	217 84,77%	39 15,23%	256 100%
De 6 a 10	112 80,58%	27 19,42%	139 100%
11 ou mais	133 70,74%	55 29,26%	188 100%
Total	462 79,25%	121 20,75%	583 100%

p = 0,001 (teste de Qui-quadrado)

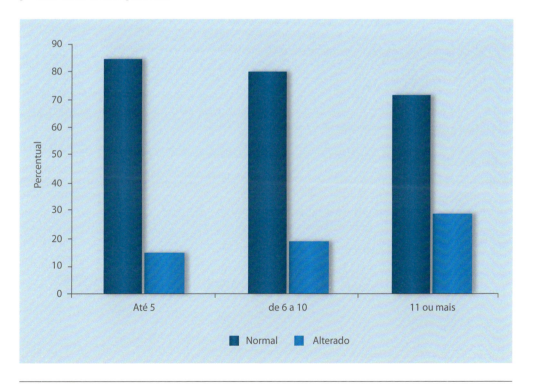

Gráfico 3.50 Representação da distribuição de ureia por tempo de menopausa.

CAPÍTULO 3

CREATININA × TEMPO DE MENOPAUSA

Tabela 3.55 Creatinina — distribuição de resultados normais e alterados por tempo de menopausa.

Tempo de menopausa (anos)	Creatinina Normal	Creatinina Alterado	Total
Até 5	266 / 95,34%	13 / 4,66%	279 / 100%
De 6 a 10	138 / 92,62%	11 / 7,38%	149 / 100%
11 ou mais	178 / 89%	22 / 11%	200 / 100%
Total	582 / 92,68%	46 / 7,32%	628 / 100%

p = 0,032 (teste de Qui-quadrado)

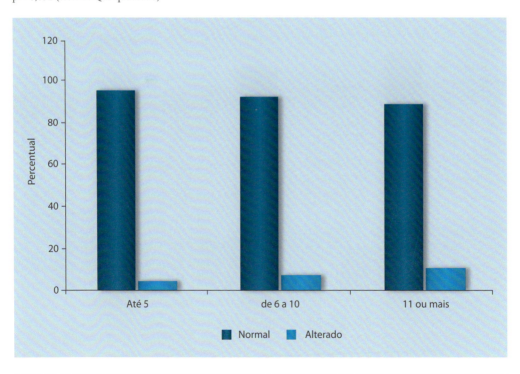

Gráfico 3.51 Representação da distribuição de creatinina por tempo de menopausa.

Dados Epidemiológicos, Clínicos e Propedêuticos de Mulheres Brasileiras no Climatério

COLESTEROL × ÍNDICE DE MASSA CORPÓREA

Aspecto a ser destacado é que o índice de massa corpórea (Quetelet – peso em quilogramas dividido pela altura em metros ao quadrado) não teve influência significativa na dosagem de colesterol total (Tabela 3.56 e Gráfico 3.52), porém, o HDL e o LDL mostraram piora significativa com o aumento da massa corpórea (Tabelas 3.57 e 3.58 e Gráficos 3.53 e 3.54), respectivamente.

Tabela 3.56 Colesterol total — distribuição de resultados normais e alterados pelo Índice de Quetelet.

IMC	Colesterol		Total
	Normal	Alterado	
Magra	34	55	89
	38,20%	61,80%	100%
Normal	260	486	746
	34,85%	65,15%	100%
Sobrepeso	380	829	1.209
	31,43%	68,57%	100%
Obesidade	275	551	826
	33,29%	66,71%	100%
Obesidade mórbida	25	50	75
	33,33%	66,67%	100%
Total	974	1.971	2.945
	33,07%	66,93%	100%

p = 0,460 (teste de Qui-quadrado)

Envelhecimento Feminino

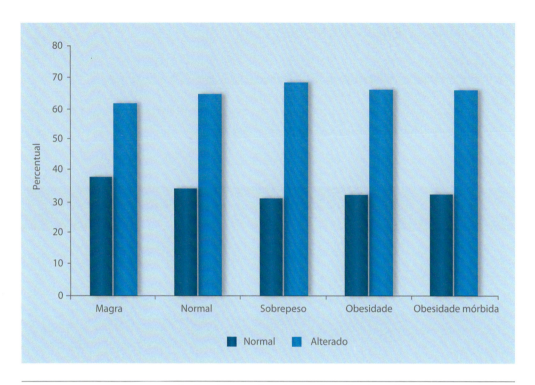

Gráfico 3.52 Representação da distribuição de colesterol total pelo índice de Quetelet.

Dados Epidemiológicos, Clínicos e Propedêuticos de Mulheres Brasileiras no Climatério

HDL × ÍNDICE DE QUETELET

Tabela 3.57 HDL — distribuição de resultados normais e alterados pelo índice de Quetelet.

| IMC | HDL | | Total |
---	Normal	Alterado	
Magra	65	20	85
	76,47%	23,53%	100%
Normal	451	265	716
	62,99%	37,01%	100%
Sobrepeso	644	500	1.144
	56,29%	43,71%	100%
Obesidade	359	430	789
	45,50%	54,50%	100%
Obesidade mórbida	39	32	71
	54,93%	45,07%	100%
Total	1.558	1.247	2.805
	55,54%	44,46%	100%

p < 0,001 (teste de Qui-quadrado)

Envelhecimento Feminino

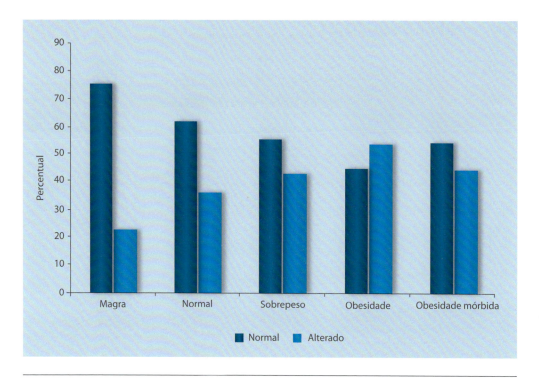

Gráfico 3.53 Representação da distribuição de HDL pelo índice de Quetelet.

LDL × ÍNDICE DE QUETELET

Tabela 3.58 LDL — distribuição de resultados normais e alterados pelo índice de Quetelet.

IMC	LDL		Total
	Normal	Alterado	
Magra	48	36	84
	57,14%	42,86%	100%
Normal	334	368	702
	47,58%	52,42%	100%
Sobrepeso	460	651	1.111
	41,40%	58,60%	100%
Obesidade	336	426	762
	44,09%	55,91%	100%
Obesidade mórbida	32	38	70
	45,71%	54,29%	100%
Total	1.210	1.519	2.729
	44,34%	55,66%	100%

p = 0,014 (teste de Qui-quadrado)

Envelhecimento Feminino

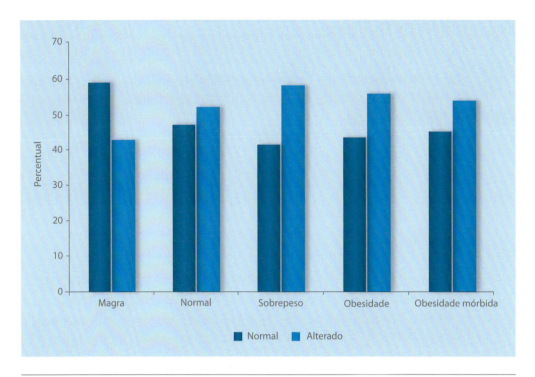

Gráfico 3.54 Representação da distribuição de LDL pelo índice de Quetelet.

TRIGLICÉRIDES × ÍNDICE DE QUETELET

O aumento da massa corpórea influencia desfavoravelmente tanto nos triglicérides quanto na glicemia (Tabelas 3.59 e 3.60 e Gráficos 3.55 e 3.56).

Tabela 3.59 Triglicérides — distribuição de resultados normais e alterados pelo índice de Quetelet.

IMC	Triglicérides		Total
	Normal	Alterado	
Magra	74	15	89
	83,15%	16,85%	100%
Normal	559	171	730
	76,58%	23,42%	100%
Sobrepeso	785	399	1.184
	66,30%	33,70%	100%
Obesidade	495	323	818
	60,51%	39,49%	100%
Obesidade mórbida	52	21	73
	71,23%	28,77%	100%
Total	1.965	929	2.894
	67,90%	32,10%	100%

p < 0,001 (teste de Qui-quadrado)

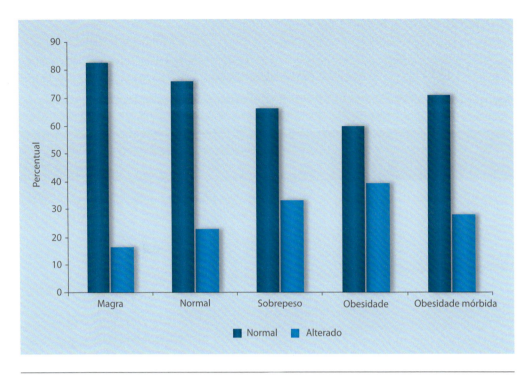

Gráfico 3.55 Representação da distribuição de triglicérides pelo índice de Quetelet.

Dados Epidemiológicos, Clínicos e Propedêuticos de Mulheres Brasileiras no Climatério

GLICEMIA × ÍNDICE DE QUETELET

Tabela 3.60 Glicemia — distribuição de resultados pelo índice de Quetelet.

IMC	Glicemia			Total
	Até 99	de 100 a 125	126 ou mais	
Magra	76	15	5	96
	79,16%	15,63%	5,21%	100%
Normal	571	126	36	733
	77,90%	17,19%	4,91%	100%
Sobrepeso	764	306	88	1.158
	65,98%	26,42%	7,60%	100%
Obesidade	424	279	116	819
	51,77%	34,07%	14,16%	100%
Obesidade mórbida	30	32	12	74
	40,54%	43,24%	16,22%	100%
Total	1.865	758	257	2.880
	64,76%	26,32%	8,92%	100%

p < 0,001 (teste de Qui-quadrado)

CAPÍTULO 3

Envelhecimento Feminino

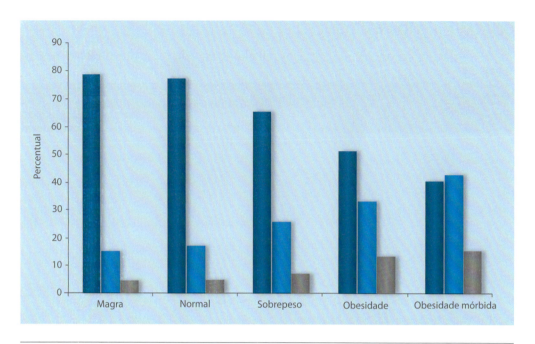

Gráfico 3.56 Representação da distribuição de creatinina por tempo de menopausa.

COLPOCITOLOGIA ONCOLÓGICA CERVICOVAGINAL

A colpocitologia oncológica cervicovaginal é exame de valor incontestável nas diferentes faixas etárias da mulher, devendo-se salientar que, mesmo no climatério, em mulheres com ou sem atividade sexual, ainda é procedimento importante.

Na Tabela 3.61 e no Gráfico 3.57 estão expostas as colpocitologias oncóticas de 2.332 mulheres no climatério, verificando-se que 68,14% apresentaram colpocitologia classe II. Não fizeram parte desta estatística as portadoras de colpocitologia IV e V, que na triagem já eram encaminhadas para o setor competente.

Tabela 3.61 Distribuição dos graus da colpocitologia oncótica.

Colpocitologia oncótica	Frequência	Percentual
I	726	31,13
II	1.589	68,14
III	17	0,73
Total	2.332	100

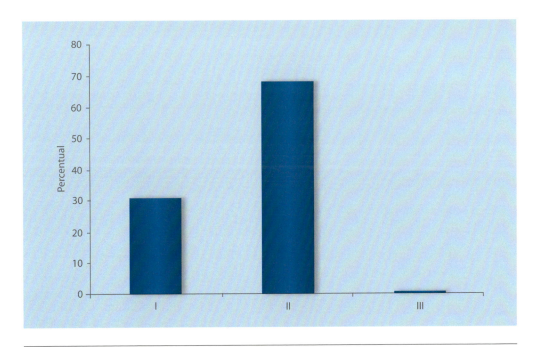

Gráfico 3.57 Representação dos resultados da colpocitologia oncótica.

ULTRASSOM PÉLVICO

O ultrassom pélvico é exame importante no período do climatério, sobretudo na pós-menopausa, para avaliação do tamanho do útero, e das características do eco endometrial e dos ovários, para a detecção precoce de alterações, bem como para monitoramento da terapia hormonal.

Consideram-se alterados, na pós-menopausa, volumes de útero e de ovários que atinjam valores iguais ou superiores aos encontrados na menacme.

Nas Tabelas 3.62 a 3.64 e nos Gráficos 3.58 a 3.60 observa-se que realmente houve redução significativa do volume do útero e dos ovários com o passar dos anos após a menopausa.

VOLUME DO ÚTERO × TEMPO DE MENOPAUSA

Tabela 3.62 Volume do útero em função do tempo de menopausa.

Tempo de menopausa (anos)	Volume do útero <= 30	31-60	61-90	> 90	Total
Até 5	112	314	162	137	725
	15,45%	43,31%	22,34%	18,90%	100%
De 6 a 10	95	181	53	38	367
	25,89%	49,32%	14,44%	10,35%	100%
11 ou mais	224	196	37	31	488
	45,90%	40,17%	7,58%	6,35%	100%
Total	431	691	252	206	1.580
	27,28%	43,73%	15,95%	13,04%	100%

$p < 0{,}001$ (teste de Qui-quadrado)

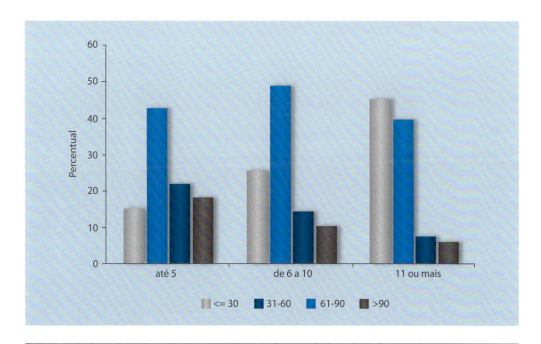

Gráfico 3.58 Representação do volume do útero em função do tempo de menopausa.

VOLUME DO OVÁRIO DIREITO × TEMPO DE MENOPAUSA

Tabela 3.63 Volume do ovário direito em função do tempo de menopausa.

Tempo de menopausa (anos)	<= 3,0	3,1-6,0	6,1-9,0	> 9,1	Total
Até 5	326	205	32	28	591
	55,16%	34,69%	5,41%	4,74%	100%
De 6 a 10	169	55	10	12	246
	68,69%	22,36%	4,07%	4,88%	100%
11 ou mais	189	54	6	18	267
	70,79%	20,22%	2,25%	6,74%	100%
Total	684	314	48	58	1.104
	61,96%	28,44%	4,35%	5,25%	100%

$p < 0{,}001$ (teste de Qui-quadrado)

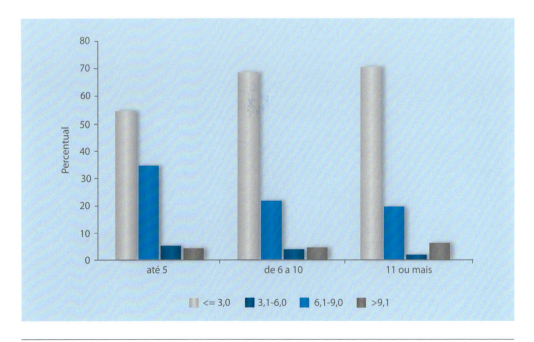

Gráfico 3.59 Representação do volume do ovário direito em função do tempo de menopausa.

VOLUME DO OVÁRIO ESQUERDO × TEMPO DE MENOPAUSA

Tabela 3.64   Volume do ovário esquerdo em função do tempo de menopausa.

Tempo de menopausa (anos)	Volume do ovário esquerdo <= 3,0	3,1-6,0	6,1-9,0	> 9,1	Total
até 5	325	181	31	19	556
	58,45%	32,55%	5,58%	3,42%	100%
de 6 a 10	158	55	10	10	233
	67,81%	23,61%	4,29%	4,29%	100%
11 ou mais	189	51	7	16	263
	71,87%	19,39%	2,66%	6,08%	100%
Total	672	287	48	45	1.052
	63,88%	27,28%	4,56%	4,28%	100%

$p < 0,001$ (teste de Qui-quadrado)

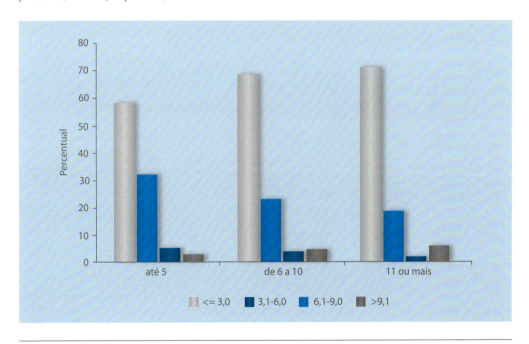

Gráfico 3.60   Representação do volume do ovário esquerdo em função do tempo de menopausa.

Envelhecimento Feminino

ESPESSURA ENDOMETRIAL × TEMPO DE MENOPAUSA

O eco endometrial é considerado normal na mulher na pós-menopausa quando a espessura é menor ou igual a 6 mm. Quando o eco endometrial for superior a este valor, deve ser investigado para afastar causas orgânicas. Nas 1.073 mulheres avaliadas, 15,33% apresentaram espessura alterada com 5 anos de menopausa, 10,61% e 15,36% com 6 a 10 e 11 ou mais anos de menopausa, respectivamente (Tabela 3.65 e Gráfico 3.61). A avaliação do endométrio não revelou diferença estatística relacionada ao tempo de menopausa.

Tabela 3.65 Espessura endometrial em função do tempo de menopausa.

Tempo de menopausa (anos)	Eco endometrial				Total
	< = 6,0	6,1-8,0	8,1-10,0	> 10,1	
Até 5	420	41	17	18	496
	84,67%	8,27%	3,43%	3,63%	100%
De 6 a 10	219	16	6	4	245
	89,39%	6,53%	2,45%	1,63%	100%
11 ou mais	281	20	17	14	332
	84,64%	6,02%	5,12%	4,22%	100%
Total	920	77	40	36	1.073
	85,74%	7,17%	3,73%	3,36%	100%

p = 0,238 (teste de Qui-quadrado)

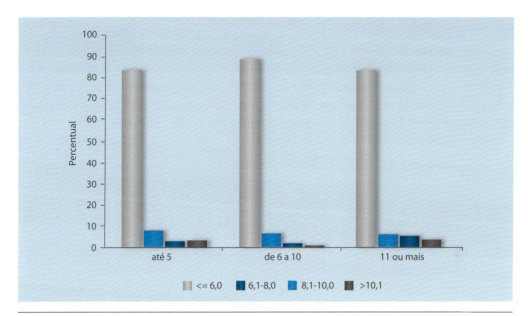

Gráfico 3.61 Representação do resultado da espessura endometrial em função do tempo de menopausa.

Envelhecimento Feminino

MAMOGRAFIA

A introdução da mamografia como método de rastreamento de alterações da glândula mamária tem possibilitado cada vez mais o diagnóstico precoce de neoplasias, principalmente em estádios iniciais. Este fato é de grande relevância, pois tem permitido o tratamento de forma menos agressiva, preservando a estética feminina e, sobretudo, aumentar a sobrevida.

A avaliação é feita pelo sistema de classificação de BI-RADS:

- **Categoria 0**: Exame inconclusivo. Recomenda-se complementação propedêutica.
- **Categoria 1**: Ausência de sinais radiológicos de malignidade.
- **Categoria 2**: Achados benignos sob o ponto de vista radiológico.
- **Categoria 3**: Achados radiológicos provavelmente benignos. Recomenda-se acompanhamento em menor espaço de tempo (4 a 6 meses).
- **Categoria 4:** Achados radiológicos suspeitos. Recomenda-se exame histopatológico.
  4A: Baixa suspeita. Pode-se optar por acompanhar ou realizar biópsia.
  4B: Suspeita intermediária. A biópsia é recomendada.
  4C: Moderada suspeita. A biópsia é altamente recomendada.
- **Categoria 5:** Achados radiológicos altamente suspeitos. A biópsia é obrigatória.
- **Categoria 6:** Diagnóstico histopatológico confirmado de câncer. Estudo complementar para avaliar medida, comprometimento e estadiamento.

MAMOGRAFIA NAS 1.410 PACIENTES AVALIADAS

Das 1.410 pacientes avaliadas, apenas 17,09% apresentavam BI-RADS 3, necessitando de monitorização mais precoce, e apenas 1,63% com BI-RADS 4 necessitaram de prosseguir a propedêutica (Tabela 3.66).

Tabela 3.66 Distribuição dos resultados de BI-RADS.

BI-RADS	Frequência	Percentual
1	468	33,19
2	678	48,09
3	241	17,09
4	23	1,63
Total	1.410	100

ACHADOS DO EXAME DAS MAMAS × MAMOGRAFIA

Na Tabela 3.67 observa-se que o exame clínico **só** detectou alterações em 7,29% das pacientes cujas mamografias apresentavam BI-RADS 3 e 4. Ou seja, o exame clínico não é suficiente para a detecção precoce do câncer de mama.

Tabela 3.67 Distribuição dos resultados do exame clínico das mamas em função do BI-RADS.

| BI-RADS | Exame clínico de mamas | | Total |
	Normal	Alterado	
1	459	2	461
	99,57%	0,43%	100%
2	665	6	671
	99,11%	0,89%	100%
3	231	7	238
	97,06%	2,94%	100%
4	22	1	23
	95,65%	4,35%	100%
Total	1.377	16	1.393
	98,85%	1,15%	100%

p = 0,010 (teste de Qui-quadrado)

Por estes achados, deve-se ressaltar que a tendência atual é a detecção do câncer de mama inicial pela prevenção com mamografias periódicas.

DENSITOMETRIA ÓSSEA

Este exame, de acordo com a Organização Mundial de Saúde, é um dos melhores métodos de avaliação da massa óssea; por esta razão é indicado para mulheres no climatério e na senescência. O índice T corresponde à avaliação da massa óssea em relação ao adulto jovem e o índice Z corresponde à avaliação da massa óssea em relação à mesma idade, peso, altura e etnia. No período do climatério analisamos o índice T considerado normal quando o desvio-padrão (DP) é menor que 1; osteopenia leve -1 a -1,5; moderada -1,6 a -2,0; acentuada -2,1 a -2,5 e osteoporose acima de -2,5. Observa-se, na Tabela 3.68, que somente 55,07% das mulheres apresentavam densidade óssea da coluna lombar dentro da normalidade; 30,26% osteopenia e 14,67% osteoporose. Em relação ao colo do fêmur (Tabela 3.69), em 67,85% a densidade óssea foi normal; 26,45% tinham osteopenia e 5,69%, osteoporose.

Tabela 3.68 Distribuição dos graus da densitometria de coluna lombar (desvios-padrão de L1-L4), índice T.

Densitometria	Frequência	Percentual
Normal	1.569	55,07
Osteopenia leve	299	10,49
Osteopenia moderada	307	10,78
Osteopenia acentuada	256	8,99
Osteoporose	418	14,67
Total	2.849	100

Tabela 3.69 Distribuição dos graus da densitometria óssea do colo do fêmur (desvios-padrão), índice T.

Densitometria	Frequência	Percentual
Normal	1.085	67,86
Osteopenia leve	171	10,69
Osteopenia moderada	145	9,07
Osteopenia acentuada	107	6,69
Osteoporose	91	5,69
Total	1.599	100

DENSITOMETRIA ÓSSEA – COLUNA LOMBAR – COLO DO FÊMUR $\times$ TEMPO DE MENOPAUSA

Comparando a densitometria óssea da coluna lombar e do colo do fêmur de acordo com o tempo de menopausa observa-se aumento significativo dos índices compatíveis com osteoporose, ou seja, quanto maior o tempo de menopausa pior a massa óssea (Tabelas 70 e 71 e Gráficos 62 e 63)

Tabela 3.70 Distribuição dos graus da densitometria de coluna lombar (desvios-padrão de L1-L4) em função do tempo de menopausa.

Tempo de menopausa (anos)	Densitometria óssea — coluna lombar					Total
	Normal	Osteopenia leve	Osteopenia moderada	Osteopenia acentuada	Osteoporose	
até 5	709	133	133	102	122	1.199
	59,13%	11,09%	11,09%	8,51%	10,18%	100%
de 6 a 10	360	79	74	75	94	682
	52,79%	11,58%	10,85%	11%	13,78%	100%
11 ou mais	500	87	100	79	202	968
	51,65%	8,99%	10,33%	8,16%	20,87%	100%
Total	1.569	299	307	256	418	2.849
	55,07%	10,49%	10,78%	8,99%	14,67%	100%

p < 0,001 (teste de Qui-quadrado)

Envelhecimento Feminino

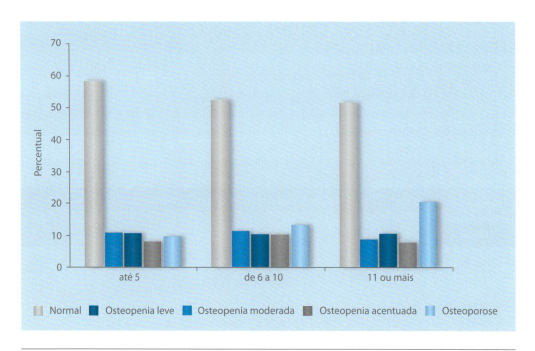

Gráfico 3.62 Representação dos resultados da densitometria de coluna lombar (desvios-padrão de L1-L4) em função do tempo de menopausa.

Tabela 3.71 Distribuição dos graus da densitometria do colo do fêmur (desvios-padrão) em função do tempo de menopausa.

Tempo de menopausa (anos)	Densitometria óssea — colo do fêmur					Total
	Normal	Osteopenia leve	Osteopenia moderada	Osteopenia acentuada	Osteoporose	
Até 5	476	87	58	30	20	671
	70,94%	12,97%	8,64%	4,47%	2,98%	100%
De 6 a 10	261	38	39	25	13	376
	69,41%	10,11%	10,37%	6,65%	3,46%	100%
11 ou mais	348	46	48	52	58	552
	63,04%	8,33%	8,70%	9,42%	10,51%	100%
Total	1.085	171	145	107	91	1.599
	67,86%	10,69%	9,07%	6,69%	5,69%	100%

$p < 0,001$ (teste de Qui-quadrado)

Dados Epidemiológicos, Clínicos e Propedêuticos de Mulheres Brasileiras no Climatério

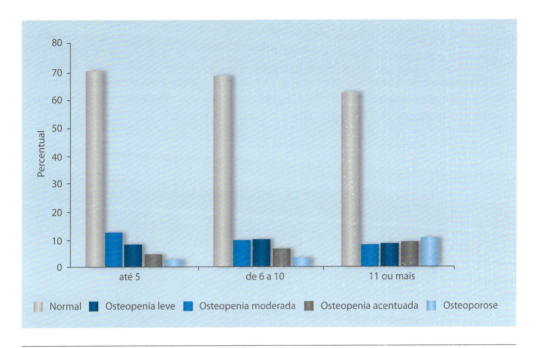

Gráfico 3.63 Representação dos resultados da densitometria do colo do fêmur (desvios-padrão) em função do tempo de menopausa.

DENSITOMETRIA ÓSSEA – COLUNA LOMBAR

Índice de Quetelet × tempo de menopausa

Nesta análise multivariada observa-se que, além do tempo de menopausa, também interfere na densitometria o índice de massa corpórea. As mulheres magras têm mais osteoporose que as obesas (Tabelas 3.72 e 3.73).

Dados Epidemiológicos, Clínicos e Propedêuticos de Mulheres Brasileiras no Climatério

Tabela 3.72 Distribuição dos graus da densitometria de coluna lombar (desvios-padrão de L1-L4) em função do índice de Quetelet e do tempo de menopausa.

Tempo de menopausa (anos)	IMC	Densitometria óssea — coluna lombar					Total	Significância (p)
		Normal	Osteopenia leve	Osteopenia moderada	Osteopenia acentuada	Osteoporose		
Até 5	Magra	13	2	4	5	10	34	< 0,001
		38,24%	5,88%	11,76%	14,71%	29,41%	100%	
	Normal	121	28	35	32	36	252	
		48,01%	11,11%	13,89%	12,70%	14,29%	100%	
	Sobrepeso	257	49	57	37	48	448	
		57,37%	10,94%	12,72%	8,26%	10,71%	100%	
	Obesidade	226	31	21	15	21	314	
		71,97%	9,87%	6,69%	4,78%	6,69%	100%	
	Obesidade mórbida	25	4	1	1	0	31	
		80,64%	12,90%	3,23%	3,23%	0,00%	100%	
	Total	642	114	118	90	115	1.079	
		59,49%	10,57%	10,94%	8,34%	10,66%	100%	
De 6 a 10	Magra	4	2	1	5	4	16	0,012
		25%	12,50%	6,25%	31,25%	25%	100%	
	Normal	75	21	15	23	31	165	
		45,45%	12,73%	9,09%	13,94%	18,79%	100%	
	Sobrepeso	125	24	32	26	28	235	
		53,20%	10,21%	13,62%	11,06%	11,91%	100%	
	Obesidade	99	25	14	13	18	169	
		58,58%	14,80%	8,28%	7,69%	10,65%	100%	
	Obesidade mórbida	11	1	0	1	0	13	
		84,62%	7,69%	0,00%	7,69%	0,00%	100%	
	Total	314	73	62	68	81	598	
		52,50%	12,21%	10,37%	11,37%	13,55%	100%	
11 ou mais	Magra	17	2	4	3	12	38	0,001
		44,74%	5,26%	10,53%	7,89%	31,58%	100%	
	Normal	87	23	23	13	67	213	
		40,84%	10,80%	10,80%	6,10%	31,46%	100%	
	Sobrepeso	188	32	33	35	65	353	
		53,25%	9,07%	9,35%	9,92%	18,41%	100%	
	Obesidade	133	21	24	19	29	226	
		58,85%	9,29%	10,62%	8,41%	12,83%	100%	
	Obesidade mórbida	10	1	1	0	0	12	
		83,34%	8,33%	8,33%	0,00%	0,00%	100%	
Total	Total	435	79	85	70	173	842	
		51,66%	9,38%	10,10%	8,31%	20,55%	100%	

CAPÍTULO 3

DENSITOMETRIA ÓSSEA – COLO DO FÊMUR

Índice de Quetelet × tempo de menopausa

Tabela 3.73 Distribuição dos graus da densitometria do colo do fêmur (desvios-padrão) em função do Índice de Quetelet e do tempo de menopausa.

Tempo de menopausa (anos)	IMC	Densitometria Óssea — colo do fêmur					Total	Significância (p)
		Normal	Osteopenia leve	Osteopenia moderada	Osteopenia acentuada	Osteoporose		
Até 5	Magra	8 / 42,10%	2 / 10,53%	4 / 21,05%	3 / 15,79%	2 / 10,53%	19 / 100%	< 0,001
	Normal	82 / 58,16%	22 / 15,60%	16 / 11,35%	12 / 8,51%	9 / 6,38%	141 / 100%	
	Sobrepeso	178 / 69,80%	42 / 16,47%	21 / 8,24%	11 / 4,31%	3 / 1,18%	255 / 100%	
	Obesidade	150 / 83,79%	15 / 8,38%	9 / 5,03%	3 / 1,68%	2 / 1,12%	179 / 100%	
	Obesidade mórbida	14 / 100%	0 / 0,00%	0 / 0,00%	0 / 0,00%	0 / 0,00%	14 / 100%	
	Total	432 / 71,06%	81 / 13,32%	50 / 8,22%	29 / 4,77%	16 / 2,63%	608 / 100%	
De 6 a 10	Magra	4 / 57,13%	1 / 14,29%	1 / 14,29%	0 / 0,00%	1 / 14,29%	7 / 100%	0,026
	Normal	52 / 53,61%	11 / 11,34%	16 / 16,49%	11 / 11,34%	7 / 7,22%	97 / 100%	
	Sobrepeso	97 / 74,61%	15 / 11,54%	11 / 8,46%	5 / 3,85%	2 / 1,54%	130 / 100%	
	Obesidade	66 / 75%	8 / 9,09%	9 / 10,22%	4 / 4,55%	1 / 1,14%	88 / 100%	
	Obesidade mórbida	10 / 100%	0 / 0,00%	0 / 0,00%	0 / 0,00%	0 / 0,00%	10 / 100%	
	Total	229 / 68,98%	35 / 10,54%	37 / 11,15%	20 / 6,02%	11 / 3,31%	332 / 100%	
11 ou mais	Magra	11 / 47,82%	2 / 8,70%	1 / 4,35%	3 / 13,04%	6 / 26,09%	23 / 100%	0,107
	Normal	64 / 58,19%	10 / 9,09%	7 / 6,36%	12 / 10,91%	17 / 15,45%	110 / 100%	
	Sobrepeso	125 / 61,28%	15 / 7,35%	22 / 10,79%	19 / 9,31%	23 / 11,27%	204 / 100%	
	Obesidade	93 / 70,45%	11 / 8,33%	12 / 9,09%	10 / 7,58%	6 / 4,55%	132 / 100%	
	Obesidade mórbida	9 / 100%	0 / 0,00%	0 / 0,00%	0 / 0,00%	0 / 0,00%	9 / 100%	
Total	Total	302 / 63,17%	38 / 7,95%	42 / 8,79%	44 / 9,21%	52 / 10,88%	478 / 100%	

Dados Epidemiológicos, Clínicos e Propedêuticos de Mulheres Brasileiras no Climatério

ASPECTOS RELEVANTES DO CLIMATÉRIO E MENOPAUSA

A população de mulheres analisadas neste estudo foi dividida em grupos etários de 41 a 45; 46 a 50; 51 a 55 e acima de 55 anos, com média etária de 57,01 anos. Não foram incluídas mulheres com menopausa antes dos 40 anos que, por consenso, constitui menopausa precoce. Os resultados permitiram as seguintes observações:

IDADE DA MENOPAUSA

Considerando-se a idade da menarca e a idade de ocorrência da menopausa, observou-se tendência de mulheres com menarca em idade mais precoce, também apresentarem menopausa mais precocemente e vice-versa. Nesta amostra a média etária da menopausa foi de 48,1 anos.

O Índice Menopausal de Kupperman (IMK), que avaliou a sintomatologia climatérica, mostrou que os sintomas vasomotores, parestesia, nervosismo, melancolia, fraqueza, cefaleia, palpitação e formigamento foram mais frequentes e mais acentuados nas mulheres que apresentaram menopausa mais precoce. Os demais sintomas não mostraram relação com a idade da menopausa. Estes dados são importantes pois vão de encontro aos consensos de que a terapia hormonal de mulheres sintomáticas na pós-menopausa terá maior chance de sucesso quando indicada logo nos primeiros anos após a menopausa (NAMS, 2014; SOBRAC, 2014).

Considerando-se o IMK observa-se que a sintomatologia relacionada ao climatério tende a diminuir com o tempo de pós-menopausa, com exceção da artralgia, mialgia e insônia que não mostram tendência a melhorar provavelmente por não serem decorrentes do hipoestrogenismo.

ANTECEDENTES PESSOAIS MÓRBIDOS

Entre as mulheres participantes deste levantamento, 50,37% tinham 55 anos ou mais. Estes dados estão de acordo com as estatísticas nacionais e internacionais do aumento da expectativa de vida. Considerando-se que 81,5% das mulheres, nesta casuística, apresentam antecedente mórbido ou mais (Tabela 3.35), torna-se relevante a introdução de medidas preventivas e terapêuticas para que, além do aumento da longevidade, tenham melhor qualidade de vida.

Os antecedentes mórbidos mais relevantes (Tabela 3.36) declarados no momento do primeiro atendimento foram: hipertensão arterial (44,94%); diabetes (10,01%); tabagismo (8,39%); tireopatias (7,07%); neoplasias (6,41%); doenças cardiovasculares (1,17%); dislipidemias (0,88%) e distúrbios psiquiátricos (0,06%).

O índice de massa corpórea (IMC) permitiu observar que 68,13% das mulheres apresentavam sobrepeso ou eram obesas; embora este tópico não tenha sido incluído entre os antecedentes mórbidos é um dos fatores clínicos considerado de maior relevância para doenças metabólicas e cardiovasculares, (cada vez mais comum e grave), nas diferentes

CAPÍTULO 3

107

Envelhecimento Feminino

populações. Deve-se novamente reforçar a importância dos cuidados preventivos e terapêuticos, visto que os desvios do IMC são passíveis de correção.

Observaram-se que os sintomas vasomotores, melancolia, artralgia, IMK total e pressão arterial foram mais acentuados em mulheres com maior IMC (Tabelas 3.41 a 3.45). Este comportamento já era esperado, com exceção dos sintomas vasomotores que teoricamente na mulher com maior quantidade de tecido adiposo teria maior quantidade de estrona pela conversão periférica da androstenediona e, portanto, menos ondas de calor. No entanto, alguns estudos mostram que o tecido gorduroso atuaria como isolante térmico, o que resultaria em maior temperatura corpórea interna e mais ondas de calor (Randolf Jr., 2003).

EXAMES LABORATORIAIS

Os exames laboratoriais devem ser individualizados de acordo com cada condição clínica. No entanto, do ponto de vista de rastreamento mostraram importância:

- **FSH, LH e estradiol:** indicados apenas nos primeiros anos após a menopausa.
- **Perfil androgênico** (testosterona, androstenediona, sulfato deidroepiandrosterona): indicado somente quando houver manifestações clínicas de hiperandrogenismo. Nesta casuística, 78,72% das pacientes com hiperandrogenismo apresentavam testosterona elevada (Tabela 3.47).
- **Função tireoidiana:** havendo indicação clínica, das dosagens de TSH, e T4 livre (Tabela 3.47).

Entre os exames indicados para avaliação de doenças metabólicas, destacam-se: colesterol total e frações e triglicérides que permitiu diagnosticarem 67,16% dos casos, colesterol elevado e 32,29% de triglicérides elevados (Tabela 3.48). A glicemia apresentou-se elevada em 37,61% dos casos (Tabela 3.48). Todas estas alterações tendem a se agravar com o passar dos anos de menopausa, e podem ser previstas e controladas.

Deve-se salientar que embora o IMC não apresentou impacto no colesterol total, houve piora significativa do HDL e LDL colesterol, dos triglicérides e da glicemia com o aumento da massa corpórea (Tabelas 3.57 a 3.60). Estes dados são relevantes, pois caracterizam a síndrome metabólica, que está diretamente relacionada com alterações cardiovasculares, com piora da qualidade de vida e maior morbidade (Lakka *et al.*,2002; Lobo, 2008).

COLPOCITOLOGIA ONCÓTICA CERVICOVAGINAL

A Tabela 3.61 mostra, na população atendida no Setor de Climatério, apenas citologia I, II e III, pois as pacientes com citologias IV e V já na triagem são diretamente encaminhadas para o Setor especializado. Este fato já foi destacado em publicação anterior (Motta *et al.*, 1996) no qual observa-se que mulheres atendidas no Ambulatório de Ginecologia Preventiva nesta faixa etária apresentaram 5% de colpocitologias alteradas.

Deve, pois, ser repetida periodicamente, principalmente para rastreamento do *Papilomavírus humano*.

ULTRASSOM PÉLVICO

Como já é esperado, o volume do útero e dos ovários (Tabelas 3.62 a 3.64) e a espessura do endométrio (Tabela 3.65) mostraram redução significativa com o passar dos anos de menopausa, de tal maneira que o aumento dos anexos ou da espessura endometrial merecem investigação detalhada.

MAMOGRAFIA

Como se observa na Tabela 3.67, o exame clínico não foi capaz de detectar parcela significativa de alterações mamárias, sendo portanto a mamografia método de rastreamento importante, capaz de detectar lesões ainda não palpáveis.

DENSITOMETRIA ÓSSEA

A densitometria óssea constitui exame relevante na mulher climatérica, pois observou-se piora significativa na densidade mineral óssea considerando-se o passar dos anos de menopausa, bem como o baixo índice de massa corpórea. Esta observação é relevante pois permite estabelecer medidas preventivas e terapêuticas que, sem dúvida, irão melhorar a qualidade de vida das mulheres mais longevas.

CAPÍTULO **4**

Dados Epidemiológicos, Clínicos e Propedêuticos de Mulheres Brasileiras na Senescência

IDENTIFICAÇÃO DA AMOSTRA

Realizamos estudo observacional retrospectivo no qual foram avaliados 1.325 prontuários de mulheres com 65 anos ou mais, dos quais foram selecionadas e incluídas 1.001 mulheres, cujos prontuários apresentavam informações adequadas. Estas mulheres foram atendidas no Setor de Climatério da Divisão de Clínica Ginecológica do Hospital das Clínicas da Faculdade de Medicina da Universidade de São Paulo.

Os parâmetros avaliados foram: distribuição por faixa etária; etnia; escolaridade; profissão; renda familiar; número de habitantes por residência; idade da menarca; idade da menopausa; relação idade da menarca e idade da menopausa; idade da primeira relação sexual; vida sexual; número de gestações, partos e abortos; idade do primeiro e último filho; antecedentes pessoais mórbidos no momento do atendimento; relação entre antecedentes familiares e antecedentes pessoais; queixa principal na época do atendimento; Índice Menopausal de Kupperman; pressão arterial; índice de massa corpórea de Quetelet (peso/altura^2); exame ginecológico; exames laboratoriais e de imagem.

Os objetivos desta revisão foram analisar os diferentes parâmetros nas mulheres já na senescência e procurar informações relevantes que possam contribuir para o conhecimento da maior longevidade e das condições de saúde desta população.

Envelhecimento Feminino

DISTRIBUIÇÃO POR FAIXA ETÁRIA DAS 1.001 MULHERES NO PRIMEIRO ATENDIMENTO

A distribuição das mulheres de acordo com a faixa etária na época do primeiro atendimento está relatada na Tabela 4.1 e Gráfico 4.1.

Tabela 4.1 Idade das mulheres no primeiro atendimento.

Faixa etária (anos)	n	%
65 a 69	702	70,13
70 a 74	187	18,68
75 a 79	78	7,79
Acima de 80	34	3,40
Total	1.001	100

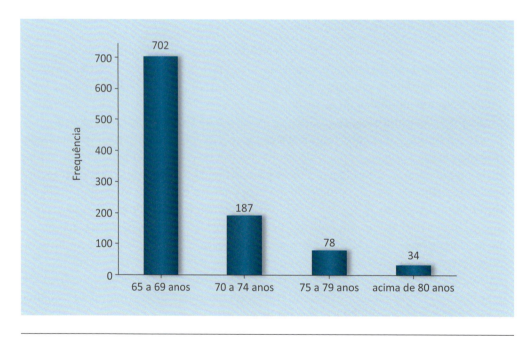

Gráfico 4.1 Representação da distribuição das faixas etárias no primeiro atendimento.

ETNIA

Em relação à etnia das mulheres atendidas, 87,58% eram brancas; 8,76% negras e 3,66% amarelas.

ESCOLARIDADE

De acordo com a Tabela 4.2, a maioria das mulheres (435 – 82,23%) cursou o 1º grau incompleto e, as demais, em frequência limitada.

Tabela 4.2 Nível escolar nas mulheres estudadas.

Escolaridade	Frequência	Porcentual (%)
1º grau		
Completo	66	12,48
Incompleto	435	82,23
2º grau		
Completo	17	3,21
Incompleto	6	1,13
3º grau		
Completo	1	0,19
Incompleto	4	0,76
Total	529	100

PROFISSÃO

Das 421 mulheres avaliadas quanto à profissão, observou-se que predominou a atividade de prendas do lar: 272 (64,61%), (Tabela 4.3).

Tabela 4.3 Atividade profissional das mulheres estudadas.

Profissão	Frequência	Porcentual
Prendas do lar	272	64,61
Empregada doméstica	55	13,06
Diarista	21	4,99
Comerciante	18	4,27
Costureira	15	3,56
Funcionária pública	10	2,37
Professora	8	1,90
Copeira	6	1,42
Cozinheira	5	1,19
Enfermeira	5	1,19
Operária	2	0,48
Funcionária de salão de beleza	2	0,48
Advogada	1	0,24
Agricultura	1	0,24
Total	421	100

RENDA FAMILIAR

A maioria das mulheres tinha renda familiar de dois salários-mínimos (62,01%), (Tabela 4.4).

Tabela 4.4 Renda familiar das mulheres estudadas.

Renda familiar (salário-mínimo)	Frequência	Porcentual
1	28	7,23
2	240	62,01
3	106	27,39
4	9	2,33
5	3	0,78
8	1	0,26
Total	387	100

No Brasil, deve-se salientar que a aposentadoria ocorre geralmente por incapacidade física ou idade; usualmente representa condição socioeconômica injusta e inadequada. Muitos de nossos idosos necessitariam trabalhar para completar sua renda e, embora muitos apresentem condições para tal e não haja proibição legal ao idoso trabalhar, praticamente inexistem oportunidades (Veras, 1987; IBGE, 2014).

NÚMERO DE HABITANTES POR RESIDÊNCIA

Na Tabela 4.5 observa-se que 72,46% das residências tinham duas a três pessoas.

Tabela 4.5 Número de habitantes por residência das mulheres estudadas.

Número de habitantes	Frequência	Porcentual
1	37	9,89
2	135	36,10
3	136	36,36
4	46	12,30
5	13	3,48
6	4	1,07
7	1	0,27
10	2	0,53
Total	374	100

IDADE DA MENARCA

No Brasil, onde a população é composta por várias raças, as meninas têm geralmente a sua primeira menstruação (menarca) entre 11 e 13 anos (Malafaia, 2014).

Número de mulheres avaliadas	768
Idade mínima	8 anos
Idade máxima	18 anos
Média	12,84 anos
Desvio-padrão (DP)	1,68

A menarca precoce, considerada antes dos 10 anos, ocorreu em 4,04% e a menarca tardia, isto é, após 15 anos, em 16,28%, (Tabela 4.6 e Gráfico 4.2).

Tabela 4.6 Distribuição das faixas etárias da idade da menarca (anos).

Faixa etária (anos)	n	%
8 a 10	31	4,04
11 a 14	612	79,68
15 a 18	125	16,28
Total	768	100

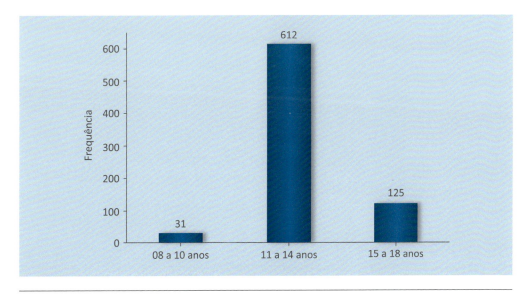

Gráfico 4.2 Distribuição das faixas etárias da menarca (anos).

Comparando-se a faixa etária das pacientes e a idade em que ocorreu a menarca (Tabela 4.7), não houve diferença estatisticamente significativa (p = 0,243 – teste Qui--quadrado).

Tabela 4.7 Idade atual e faixa etária da menarca.

Idade atual (anos)	Faixa etária onde ocorreu a menarca (anos)			
	8 a 10	11 a 14	15 a 18	Total
65 a 69	27	431	95	553
70 a 74	2	118	20	140
Acima de 75	2	63	10	75
Total	31	612	125	768

IDADE DA MENOPAUSA

A Tabela 4.8 e o Gráfico 4.3 mostram a distribuição etária da menopausa natural observada neste estudo (número de mulheres avaliadas: 943), com média de 48,76 anos (DP: 5,07), semelhante à de trabalhos anteriores do Setor (Assis *et al.*, 1995; Fonseca *et al.*, 1996 e 2000; Halbe *et al.*, 1990 e 2005), bem como à de mulheres de outras nacionalidades (Palacios *et al.*, 2010).

Tabela 4.8 Idade da menopausa (anos).

Faixa etária – menopausa (anos)	n	%
40 ou menos	70	7,42
41 a 45	132	14,00
46 a 50	361	38,28
51 a 55	339	35,95
Acima de 55	41	4,35
Total	943	100

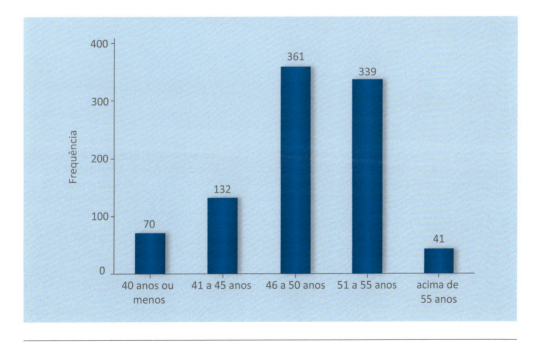

Gráfico 4.3 Faixa etária da menopausa (anos).

Envelhecimento Feminino

RELAÇÃO ENTRE IDADE DA MENARCA E IDADE DA MENOPAUSA

A Tabela 4.9 expõe a correlação entre a idade de ocorrência da menarca e da menopausa, observando-se associação significativa entre ambas, ou seja, há uma proporção maior de mulheres com idade da menarca antes dos 14 anos e menopausa antes dos 50 anos. Por outro lado, há uma proporção maior de mulheres que tiveram a menopausa após os 50 anos entre as mulheres nas quais a menarca ocorreu depois dos 14 anos de idade, com diferença estatisticamente significativa (p = 0,008, DP = 1, teste Qui-Quadrado). Esta associação também foi observada nas mulheres estudadas no período do climatério.

Tabela 4.9 Relação entre idade da menarca/menopausa.

| Menarca (anos) | Menopausa | | | | Total |
	Abaixo de 50 anos	(%)	Acima de 50 anos	(%)	
8 a 14	382	85,04	239	78,62	621
Acima de 15	62	13,96	65	21,38	127
Não computadas	119		76		
Total	444	100	304	100	748

IDADE DA PRIMEIRA RELAÇÃO SEXUAL

| Nº de mulheres avaliadas | 657 |

Em relação à idade do primeiro relacionamento sexual, foram avaliadas 657 mulheres com as seguintes características (Gráfico 4.4):

Idade mínima	12 anos
Idade máxima	49 anos
Média	20,50 anos
DP	4,85

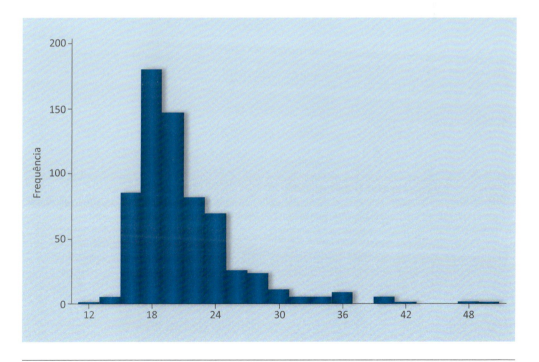

Gráfico 4.4 Representação da distribuição das faixas etárias da idade da primeira relação.

Envelhecimento Feminino

VIDA SEXUAL

Das 657 mulheres informantes, somente tinham atividade sexual na época do atendimento 78 (11,87%), a maioria (70) entre 65 e 69 anos; 7, dos 70 aos 74 anos; e acima de 80 anos, somente 1 era sexualmente ativa (Tabela 4.10).

Tabela 4.10 Faixa etária das mulheres que referiram atividade sexual.

Faixa etária (anos)	Mulheres com atividade sexual* (n)	%
65 a 69	70	89,75
70 a 74	7	8,97
75 a 79	–	–
Acima de 80	1	1,28
Total	78	100

* Mantinham vida sexual na época do atendimento.

NÚMERO DE GESTAÇÕES, PARIDADE E ABORTO

A Tabela 4.11 e os Gráficos 4.5 a 4.7 mostram o número de gestações, partos e abortos. Observa-se que estas mulheres apresentam maior número de gestações do que nos dias atuais, pois, na faixa etária estudada, não havia tanta facilidade, divulgação e prática de métodos contraceptivos.

Tabela 4.11 Descrição do número de gestações, paridade e aborto.

Variável	n	Mínimo	Máximo	Médias	DP
Gestações	942	0	18	3,91	3,11
Paridade	942	0	16	3,20	2,64
Abortos	942	0	17	0,68	1,20

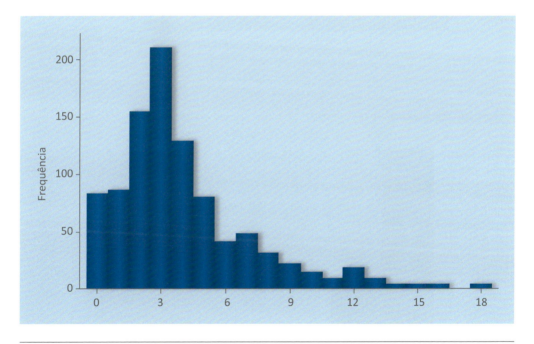

Gráfico 4.5 Histograma com o número de gestações.

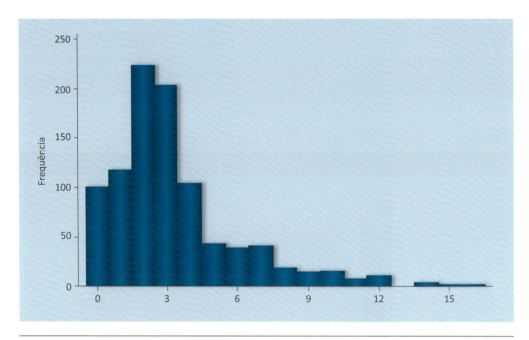

Gráfico 4.6 Histograma com o número de partos.

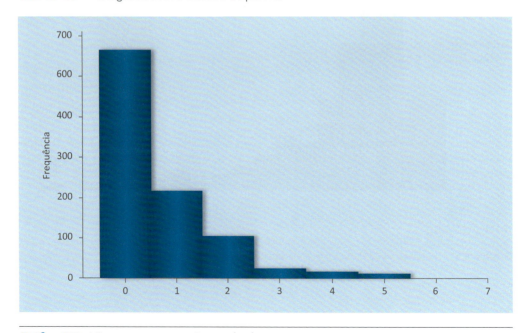

Gráfico 4.7 Histograma com o número de abortos.

IDADE DO PRIMEIRO FILHO

Do total 623 mulheres com filhos, a idade mínima em que tiveram o primeiro filho foi aos 13 anos, a máxima aos 43 anos, com média de 21,1 anos (Gráfico 4.8). Verifica-se que a maior parte das mulheres teve o primeiro filho em idade mais precoce (21 anos) do que se observa na geração atual.

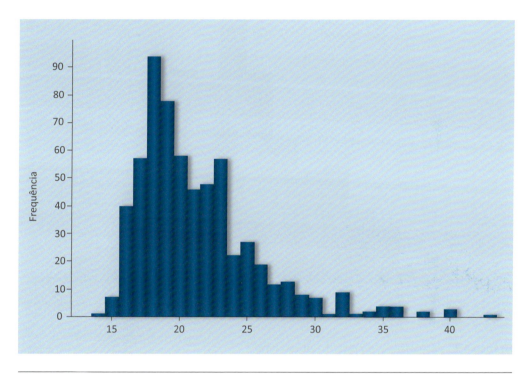

Gráfico 4.8 Histograma da idade do primeiro filho.

IDADE DO ÚLTIMO FILHO

No Gráfico 4.9, observa-se que a média etária do último filho foi de 34 anos e a idade máxima 50 anos.

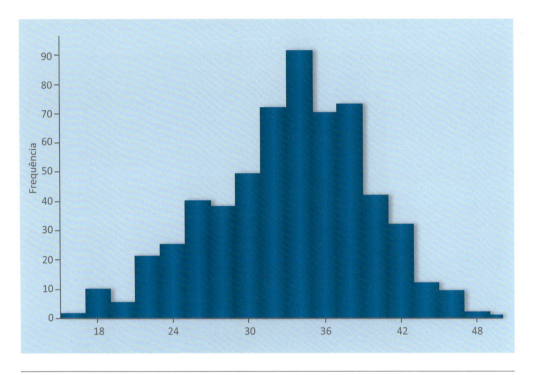

Gráfico 4.9 Histograma da idade do último filho.

Dados Epidemiológicos, Clínicos e Propedêuticos de Mulheres Brasileiras na Senescência

ANTECEDENTES PESSOAIS MÓRBIDOS DAS MULHERES NO MOMENTO DO ATENDIMENTO

Segundo Campolin (2013), em relação ao envelhecimento, as doenças que mais incapacitam as pessoas na senescência são: doenças cardíacas, diabetes, hipertensão arterial, câncer e as doenças pulmonares, articulares, mentais e cerebrovasculares. Tem também papel importante as quedas e suas consequências.

Em nossa casuística, as morbidades mais frequentes estão expostas na Tabela 4.12. As principais foram hipertensão arterial, gastroenteropatias e diabetes *mellitus*.

Tabela 4.12 Antecedentes pessoais mórbidos declarados no momento do primeiro atendimento.

Antecedentes	Frequência	Porcentual
Hipertensão arterial	507	50,64
Gastroenteropatias	245	24,47
Diabetes *mellitus*	144	14,38
Depressão	137	13,68
Artropatias	121	12,08
Tabagismo	72	7,19
Doença cardiovascular	48	4,79
Doenças hepáticas	31	3,09
Câncer de mama	28	2,79
Acidente vascular cerebral	22	2,19
Trombose venosa profunda	19	1,89
Câncer de endométrio	6	0,59
Câncer de ovário	2	0,19
Linfoma	2	0,19

CAPÍTULO 4

Envelhecimento Feminino

RELAÇÃO ENTRE OS ANTECEDENTES FAMILIARES E OS ANTECEDENTES PESSOAIS

Diabetes

Entre as 187 mulheres que apresentavam antecedentes familiares de diabetes, 34,76% também tiveram a doença; das 436 que não tinham antecedentes familiares, somente 6,65% revelaram diabetes, associação estatisticamente significativa (p < 0,001), (Tabela 4.13).

Tabela 4.13 Antecedentes familiares de diabetes.

Diabetes	Antecedentes familiares				
	Sim	%	Não	%	Total
Sim	65	34,76	29	6,65	94
Não	122	65,24	407	93,35	529
Total	187	100	436	100	623

HIPERTENSÃO ARTERIAL

Das 352 mulheres com antecedentes familiares de hipertensão arterial, 225 (63,92%) também eram hipertensas, associação estatisticamente significativa (p < 0,001) (Tabela 4.14).

Tabela 4.14 Antecedentes familiares de hipertensão arterial.

Hipertensão arterial	Antecedentes familiares				
	Sim	%	Não	%	Total
Sim	225	63,92	132	48,71	357
Não	127	36,08	139	51,29	266
Total	352	100	271	100	623

ACIDENTE VASCULAR CEREBRAL

Das 56 mulheres com antecedentes familiares de acidente vascular cerebral (AVC), 10,71% apresentaram também AVC; das 570 sem antecedentes, apenas 1,58% teve a doença, diferença estatisticamente significativa (p < 0,001) (Tabela 4.15).

Tabela 4.15 Antecedentes familiares e AVC.

Acidente vascular cerebral	Antecedentes familiares				
	Sim	%	Não	%	Total
Sim	6	10,71	9	1,58	15
Não	50	89,29	561	98,42	611
Total	56	100	570	100	626

DOENÇA CARDIOVASCULAR

Das 198 mulheres com antecedentes familiares de doença cardiovascular, 10,61% apresentaram a doença e, das 422 sem antecedentes familiares, somente 2,61% (p < 0,001), diferença estatisticamente significativa (Tabela 4.16).

Tabela 4.16 Antecedentes familiares e doença cardiovascular.

Doença cardiovascular	Antecedentes familiares				
	Sim	%	Não	%	Total
Sim	21	10,61	11	2,61	33
Não	177	89,39	411	97,39	589
Total	198	100	422	100	622

TROMBOSE VENOSA PROFUNDA

Das 10 mulheres com antecedentes familiares de trombose venosa profunda, nenhuma apresentou esse quadro.

CÂNCER DE MAMA

Das 50 mulheres com antecedentes familiares de câncer de mama, 12% também tiveram a doença e, das 572 sem histórico, somente 2,10% tiveram este câncer (p < 0,001), diferença estatisticamente significativa (Tabela 4.17).

Tabela 4.17 Antecedentes familiares e câncer de mama.

Câncer de mama	Antecedentes familiares				
	Sim	%	Não	%	Total
Sim	6	12,0	12	2,11	18
Não	44	88,0	558	97,89	607
Total	50	100	570	100	625

CÂNCER DE ENDOMÉTRIO

Das 31 mulheres com antecedentes familiares de câncer de endométrio, não houve nenhum caso.

CÂNCER DE OVÁRIO

Das 7 mulheres com antecedentes familiares de câncer de ovário, nenhuma apresentou a doença.

LINFOMA

De 9 mulheres com antecedentes familiares, não houve nenhum caso.

ARTROPATIAS

Das 17 mulheres com antecedentes familiares, 9 (52,94%) apresentaram artropatia e, das 604 que não tinham história familiar, 13,74% tiveram essa afecção (p < 0,001), diferença estatisticamente significativa (Tabela 4.18).

Tabela 4.18 Antecedentes familiares e artropatias.

Artropatias	Antecedentes familiares				
	Sim	%	Não	%	Total
Sim	9	52,94	83	13,74	92
Não	8	47,06	521	86,26	529
Total	17	100	604	100	621

DEPRESSÃO

Entre 33 mulheres com antecedentes familiares de depressão, 78,79% tiveram a doença; das 593 sem antecedentes familiares, somente 10,46% tiveram. Esta associação foi significativa (p < 0,001) (Tabela 4.19).

Tabela 4.19   Antecedentes familiares e depressão.

Depressão	Antecedentes familiares				
	Sim	%	Não	%	Total
Sim	26	78,79	62	10,46	88
Não	7	21,21	531	89,54	538
Total	33	100	593	100	626

DOENÇAS HEPÁTICAS

De 20 mulheres com antecedentes familiares, nenhuma apresentou doença hepática.

Observa-se que as mulheres que tinham antecedentes familiares de diabetes, hipertensão arterial, acidente vascular cerebral, doenças cardiovasculares, câncer de mama, artropatias e depressão tiveram maior tendência a ter a doença.

Envelhecimento Feminino

QUEIXA PRINCIPAL NA ÉPOCA DO ATENDIMENTO

Segundo Veras *et al.* (2000), as principais queixas clínicas dos idosos são: distúrbios osteoarticulares, esquecimento, perda visual, hipertensão arterial, tonturas, perda auditiva, catarata, problemas urinários, perda de peso, hipercolesterolemia, tremores, diabetes *mellitus*, glaucoma, depressão e alterações no sono.

As principais queixas na época da primeira consulta das 910 pacientes informantes em nosso estudo estão expostas na Tabela 4.20.

Tabela 4.20 Principais queixas clínicas na primeira consulta (n = 910).

Queixas	n	%
Ondas de calor	197	21,64
Dores ósseas/articulares	151	16,59
Cansaço	72	7,91
Vagina seca	63	6,92
Perda de urina	39	4,28
Dor pélvica	20	2,19
Dor nas mamas	20	2,19
Depressão	14	1,53
Tontura	13	1,42
Dores no corpo	12	1,31
Sangramento genital	9	0,98
Outras queixas	42	4,61
Consulta de rotina	258	28,35

ÍNDICE MENOPAUSAL DE KUPPERMAN

Sintomas vasomotores

A Tabela 4.21 e o Gráfico 4.10 relacionam os sintomas vasomotores e sua intensidade com as diferentes faixas etárias. As mulheres mais idosas apresentaram menos sintomas vasomotores (mínimo 0, máximo 12, média 3,53, p < 0,001 – DP 3,95).

Tabela 4.21 Sintomas vasomotores e as diferentes faixas etárias (anos).

Faixa etária	Ausente	Leve	Moderado	Acentuado	Total
65 a 69	243	208	104	71	626
70 a 74	94	44	18	13	169
75 a 79	44	20	1	5	70
Acima de 80	22	6	2	0	30
Total	403	278	125	89	895

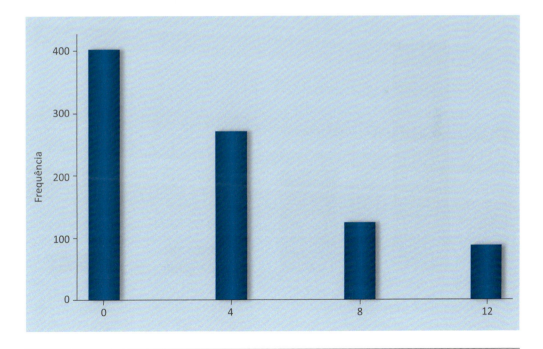

Gráfico 4.10 Histograma – sintomas vasomotores.

Parestesia

A Tabela 4.22 e o Gráfico 4.11 relacionam as mulheres que apresentaram parestesia nas diferentes faixas etárias; nas mulheres com menos idade este sintoma foi mais frequente (mínimo 0; máximo 6; média 1,19; p = 0,007; DP 1,77).

Tabela 4.22 Parestesia e as diferentes faixas etárias (anos).

Faixa etária	Ausente	Leve	Moderado	Acentuado	Total
65 a 69	369	164	52	44	629
70 a 74	102	53	4	8	167
75 a 79	45	16	7	2	70
Acima de 80	22	8	0	0	30
Total	538	241	63	54	896

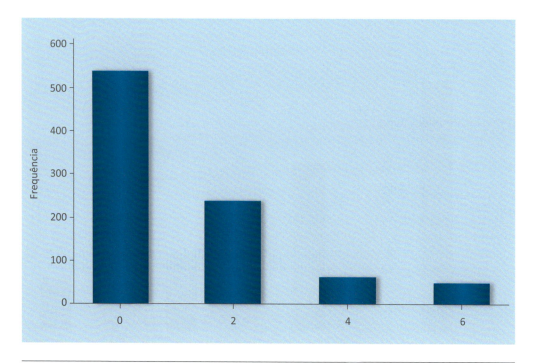

Gráfico 4.11 Histograma – parestesia.

Insônia

Na Tabela 4.23 e no Gráfico 4.12, com relação à insônia, houve diferença estatisticamente significativa. Nas pacientes com mais idade, este sintoma foi mais exacerbado (mínimo 0; máximo 6; média 1,59; p = 0,013; DP 2,11).

Tabela 4.23 Insônia e as diferentes faixas etárias (anos).

Faixa etária	Ausente	Leve	Moderado	Acentuado	Total
65 a 69	336	153	67	71	627
70 a 74	101	35	15	17	168
75 a 79	33	10	8	20	71
Acima de 80	21	5	2	2	30
Total	491	203	92	110	896

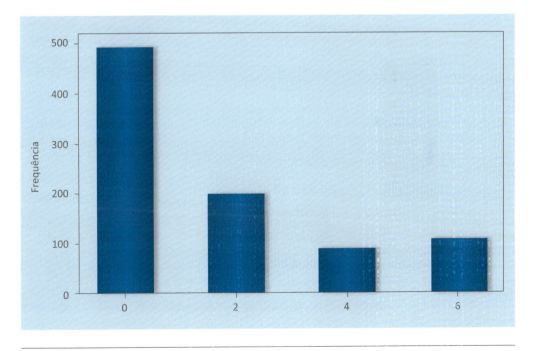

Gráfico 4.12 Histograma – insônia.

Nervosismo

Não observamos diferença estatisticamente significativa em relação ao nervosismo entre as mulheres avaliadas (Tabela 4.24 e Gráfico 4.13) (mínimo 0; máximo 6; média 1,80; p = 0,064; DP 2,23).

Tabela 4.24 Nervosismo e as diferentes faixas etárias (anos).

Faixa etária	Ausente	Leve	Moderado	Acentuado	Total
65 a 69	299	136	84	107	626
70 a 74	94	44	12	19	169
75 a 79	37	17	4	13	71
Acima de 80	19	6	1	4	30
Total	449	203	101	143	896

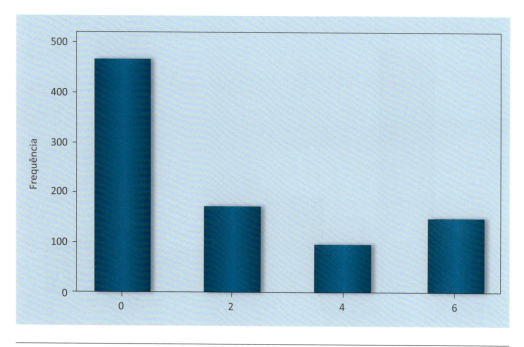

Gráfico 4.13 Histograma – nervosismo.

Melancolia, vertigem, fraqueza, artralgia, cefaleia

Estas queixas não apresentaram diferença estatisticamente significativa nas diferentes faixas etárias, como apresentado nas Tabelas 4.25 a 4.29 e nos Gráficos 4.14 a 4.18, respectivamente.

Tabela 4.25– Melancolia e as diferentes faixas etárias (anos).

Faixa etária	Ausente	Leve	Moderado	Acentuado	Total
65 a 69	340	108	78	102	628
70 a 74	98	32	23	14	167
75 a 79	42	14	9	6	71
Acima de 80	20	7	2	1	30
Total	500	161	112	123	896

Mínimo 0, máximo 3, média 0,85, p = 0,142, DP 1,13

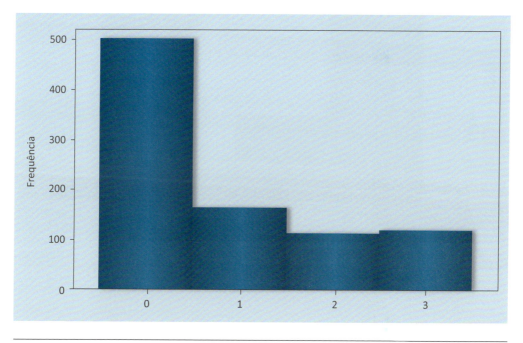

Gráfico 4.14 Histograma – melancolia.

Tabela 4.26 Vertigem e as diferentes faixas etárias (anos).

Faixa etária	Ausente	Leve	Moderado	Acentuado	Total
65 a 69	393	140	58	36	627
70 a 74	104	37	21	7	169
75 a 79	43	14	7	7	71
Acima de 80	23	4	3	0	30
Total	563	195	89	50	897

Mínimo 0, máximo 3, média 0,58, p = 0,509, DP 0,88

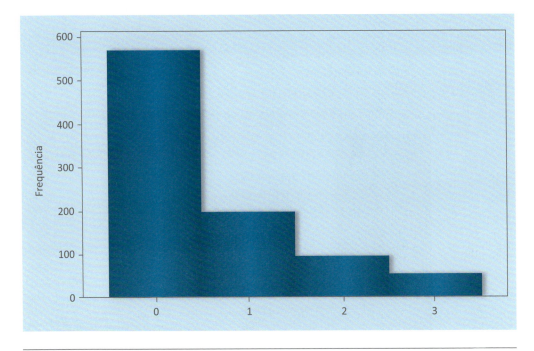

Gráfico 4.15 Histograma – vertigem.

Tabela 4.27 Fraqueza e as diferentes faixas etárias (anos).

Faixa etária	Ausente	Leve	Moderado	Acentuado	Total
65 a 69	399	120	69	40	628
70 a 74	96	41	17	15	169
75 a 79	44	15	7	5	71
Acima de 80	19	3	5	3	30
Total	558	179	98	63	898

Mínimo 0, máximo 3, média 0,62, p = 0,637, DP 0,93

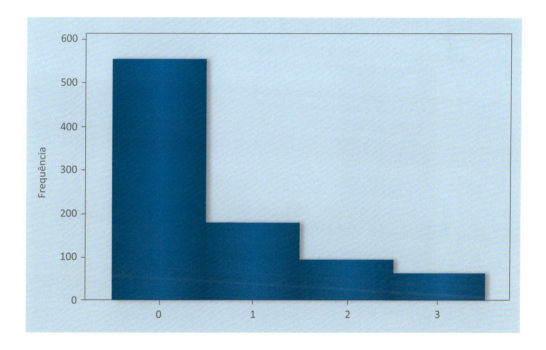

Gráfico 4.16 Histograma – fraqueza.

Envelhecimento Feminino

Tabela 4.28 Artralgia e as diferentes faixas etárias (anos).

Faixa etária	Ausente	Leve	Moderado	Acentuado	Total
65 a 69	224	87	112	205	628
70 a 74	59	28	34	49	170
75 a 79	19	11	10	31	71
Acima de 80	13	3	8	6	30
Total	315	129	164	291	899

Mínimo 0, máximo 3, média 1,48, p = 0,332, DP 1,26

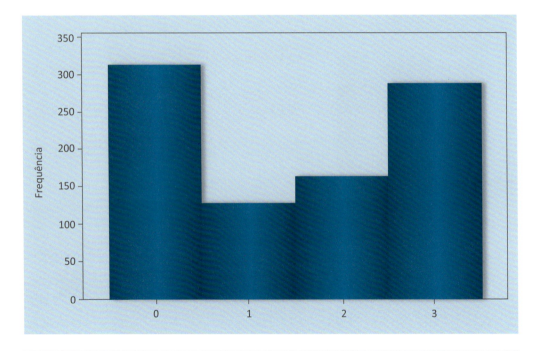

Gráfico 4.17 Histograma – artralgia.

Tabela 4.29 Cefaleia e as diferentes faixas etárias (anos).

Faixa etária	Ausente	Leve	Moderado	Acentuado	Total
65 a 69	349	140	69	70	628
70 a 74	99	42	16	13	170
75 a 79	40	18	4	9	71
Acima de 80	25	2	2	1	30
Total	513	202	91	93	899

Mínimo 0, máximo 3, média 0,73, p = 0,137, DP 1,00

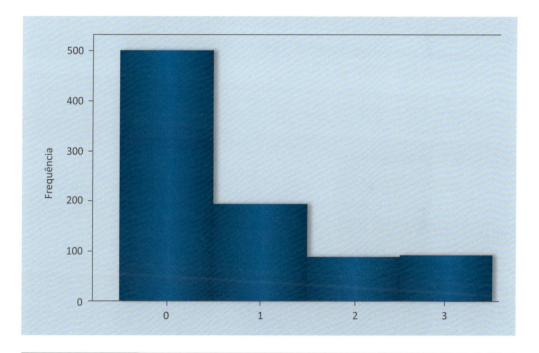

Gráfico 4.18 Histograma – cefaleia.

Palpitação e formigamento

Em relação às queixas palpitação e formigamento, houve diferença estatisticamente significativa: quanto mais idosas as pacientes mais acentuados foram estes sintomas (Tabelas 4.30 e 4.31, Gráficos 4.19 e 4.20, respectivamente).

Tabela 4.30 Palpitação e as diferentes faixas etárias (anos).

Faixa etária	Ausente	Leve	Moderado	Acentuado	Total
65 a 69	372	161	73	21	627
70 a 74	110	45	10	5	170
75 a 79	42	15	6	8	71
Acima de 80	24	3	2	1	30
Total	548	224	91	35	898

Mínimo 0, máximo 3, média 0,56, p = 0,010, DP 0,82

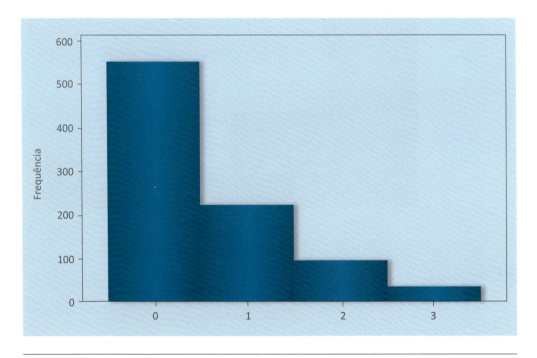

Gráfico 4.19 Histograma – palpitação.

Tabela 4.31 Formigamento e as diferentes faixas etárias (anos).

Faixa etária	Ausente	Leve	Moderado	Acentuado	Total
65 a 69	316	166	90	56	628
70 a 74	86	51	23	10	170
75 a 79	35	17	7	12	71
Acima de 80	23	3	1	3	30
Total	460	237	121	81	899

Mínimo 0, máximo 3, média 0,80, p = 0,034, DP 0,98

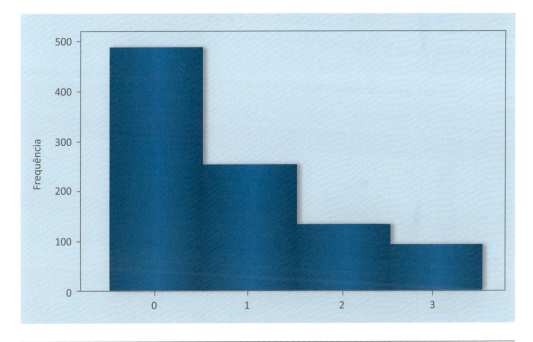

Gráfico 4.20 Histograma – formigamento.

ÍNDICE MENOPAUSAL DE KUPPERMAN TOTAL

Quando avaliada a somatória total do Índice Menopausal de Kupperman, observa-se que nas mulheres com 65 a 69 anos, os sintomas foram significativamente mais exacerbados (mínimo 0, máximo 43, média 13,52, p = 0,005, DP 9,6) (Tabela 4.32, Gráfico 4.21).

Tabela 4.32 Índice Menopausal de Kupperman e as diferentes faixas etárias (anos).

Faixa etária	Ausente	Leve	Moderado	Acentuado	Total
65 a 69	55	384	172	18	629
70 a 74	21	118	29	1	169
75 a 79	7	49	14	1	71
Acima de 80	7	21	2	0	30
Total	90	572	217	20	899

Mínimo 0, máximo 43, média 13,52 p = 0,005, DP 9,6

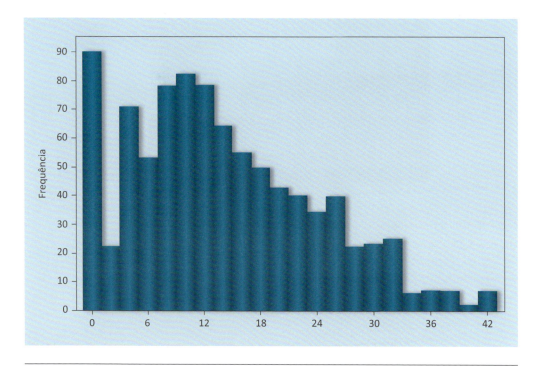

Gráfico 4.21 Histograma – Índice Menopausal de Kupperman.

Dados Epidemiológicos, Clínicos e Propedêuticos de Mulheres Brasileiras na Senescência

PRESSÃO ARTERIAL

Considerou-se a pressão arterial normal quando $\leq$ 120/80 mmHg e alterada $\geq$ 130/90 mmHg. Observou-se que a maioria (85,45%) das mulheres apresentaram níveis pressóricos alterados (Tabela 4.33). Comparando-se as diferentes faixas etárias não foi observada diferença estatística significativa.

Tabela 4.33 Pressão arterial de acordo com as faixas etárias.

Pressão arterial	65 a 69		70 a 74		75 ou mais		Total	
	n	%	n	%	n	%	n	%
Normal	109	15,94	22	12,09	11	10,00	142	14,55
Alterada	575	84,06	160	87,91	99	90,00	834	85,45
Total	684	100	182	100	110	100	976	100

Qui-quadrado 3,776 p = 0,151 DP = 2

ALTURA

Mínima	1,38 cm
Máxima	1,73 cm
Média	1,54 cm

Os Gráficos 4.22 e 4.23 demonstram a variação da altura com as diferentes faixas etárias. Observou-se que quanto maior a idade, maior à tendência à diminuição da altura, (Tabela 4.34).

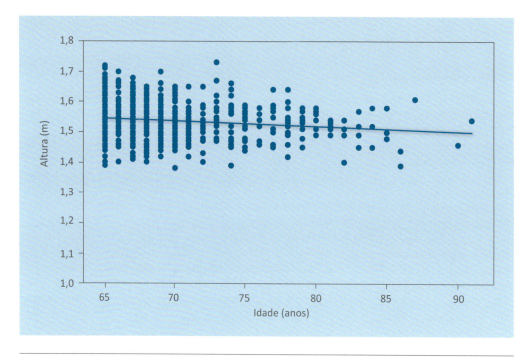

Gráfico 4.22   Diagrama de dispersão – altura × idade.

Dados Epidemiológicos, Clínicos e Propedêuticos de Mulheres Brasileiras na Senescência

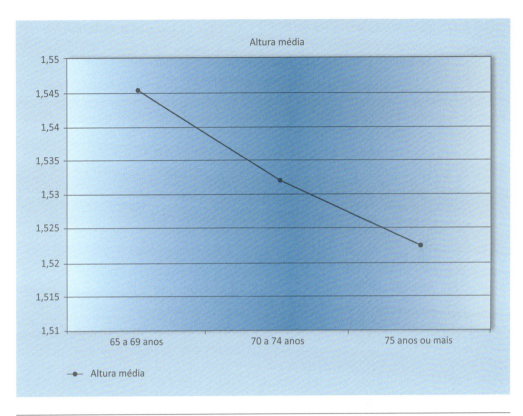

Gráfico 4.23 Relação da altura × faixa etária.

Tabela 4.34 Índices estatísticos da altura × faixa etária (anos).

Faixa etária	n	Média	Desvio-padrão	Mínimo	Máximo
65 a 69	661	1,54	0,05	1,39	1,72
70 a 74	182	1,53	0,06	1,38	1,73
75 ou mais	107	1,52	0,05	1,39	1,64

P < 0,001

Observa-se que, com o aumento da idade, principalmente devido à perda da massa óssea na coluna e da artrose, pode ocorrer diminuição em torno de 2 cm da altura em 10 anos a partir dos 65 anos de idade. Este fato já foi observado em nosso serviço em estudo anterior no qual se constatou diminuição da altura com o passar dos anos (Massabki *et al.*, 2004).

ÍNDICE DE MASSA CORPÓREA (IMC) – QUETELET (PESO/ALTURA²)

O IMC calculado na consulta inicial está exposto na Tabela 4.35.

Tabela 4.35   Índice de Quetelet no momento do primeiro atendimento para coleta de dados.

Índice de Quetelet	Frequência	Porcentual
Magra (< 20)	35	3,67
Normal (20-25)	236	24,74
Sobrepeso (> 25-30)	376	39,41
Obesidade (> 30-35)	217	22,75
Obesidade mórbida (> 35)	90	9,43
Total	954	100

ÍNDICE DE MASSA CORPÓREA × FAIXA ETÁRIA

Na avaliação do IMC nas diferentes faixas etárias, observou-se que, com o aumento da idade, há tendência à diminuição do IMC, com diferença estatisticamente significativa (Tabela 4.36).

Tabela 4.36   IMC de acordo com as faixas etárias (anos).

Índice de Quetelet	65 a 69		70 a 74		75 ou mais		Total	
	n	%	n	%	n	%	n	%
Magra (< 20)	24	3,61	2	1,10	9	8,41	35	3,67
Normal (20-25)	159	23,91	46	25,27	31	28,97	236	24,74
Sobrepeso (> 25-30)	245	36,84	83	45,61	48	44,86	376	39,41
Obesidade (> 30-35)	161	24,21	41	22,53	15	14,02	217	22,75
Obesidade mórbida (> 35)	76	11,43	10	5,49	4	3,74	90	9,43
Total	665	100	182	100	107	100	954	100

Qui-quadrado 28,205 p = 0,001, DP = 8

Avaliando o índice de massa corpórea em mulheres no climatério (40 a 65 anos), observamos que 68,13% apresentavam sobrepeso ou eram obesas (Fonseca *et al.*, 2013; Bagnoli *et al.*, 2014a). De acordo com alguns trabalhos, o excesso de peso pode comprometer a saúde em geral e a qualidade de vida (Lynch et al, 2010). Analisando as mulheres com mais de 65 anos, nota-se que com o aumento da idade há tendência à diminuição do IMC, em virtude da alteração do metabolismo e pela deficiência estrogênica.

EXAME GINECOLÓGICO

A Tabela 4.37 expõe os itens do exame ginecológico; a maioria das mulheres apresentou órgãos genitais externos e internos atróficos.

Tabela 4.37 Itens do exame ginecológico – distribuição de resultados normais e alterados.

Variável	Normal		Alterado		Total
	Frequência	Porcentual	Frequência	Porcentual	Frequência
Mamas	701	82,57	148	17,43	849
Abdome	818	95,67	37	4,33	855
Órgãos genitais externos	278	32,33	582*	67,67	860
Exame especular	222	26,33	621*	73,67	843
Toque	284	33,45	561*	66,08	845

*atrófico

Ao exame das mamas, verificou-se que 151 (17,89%) apresentaram nódulos e 11 (1,29%) fluxo papilar.

DOSAGENS LABORATORIAIS

Os exames laboratoriais: colesterol total e frações (HDL, LDL, VLDL), triglicérides e glicemia são realizados rotineiramente com finalidade preventiva, em razão do aumento da incidência de dislipidemias e distúrbios do metabolismo dos hidratos de carbono nesta faixa etária. As dosagens de ureia e creatinina são reservadas aos casos de hipertensão arterial ou suspeita de alterações renais.

Na Tabela 4.38 e nos Gráficos 4.24 a 4.31, observam-se os resultados das dosagens sanguíneas da glicemia (mg/dL), colesterol total (mg/dL) e frações (HDL, LDL, VLDL), triglicérides (mg/dL), ureia (mg/dL) e creatinina (mg/dL).

Tabela 4.38 Distribuição dos resultados das dosagens laboratoriais.

Dosagens	n	Média	Desvio-padrão
Glicemia	839	103,23	33,34
Colesterol	839	214,15	42,01
Triglicérides	834	134,53	69,84
HDL	824	56,81	17,78
LDL	815	131,27	37,40
VLDL	605	25,87	13,67
Ureia	251	35,50	11,56
Creatinina	344	0,80	0,18

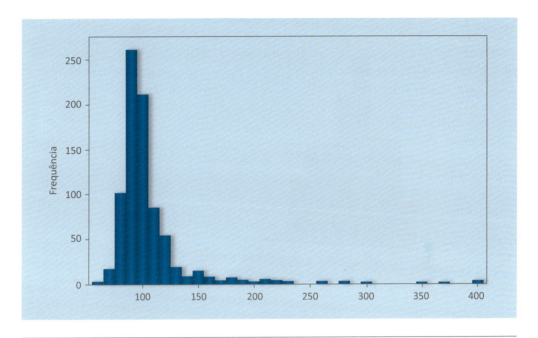

Gráfico 4.24   Histograma – dosagem de glicemia de jejum.

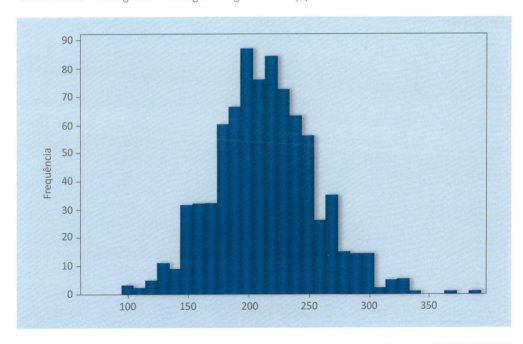

Gráfico 4.25   Histograma – dosagem de colesterol total.

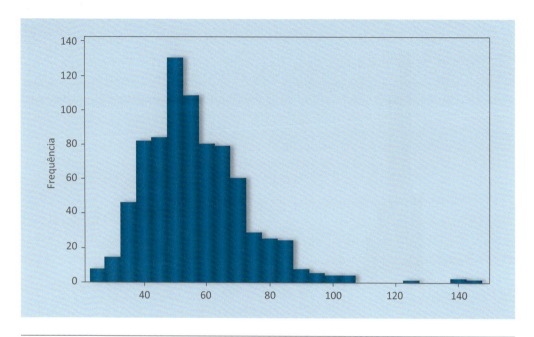

Gráfico 4.26 Histograma – dosagem de HDL colesterol.

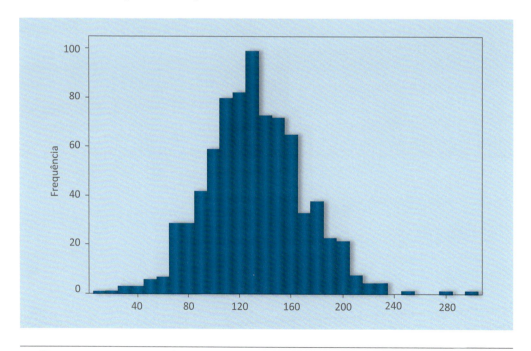

Gráfico 4.27 Histograma – dosagem de LDL colesterol.

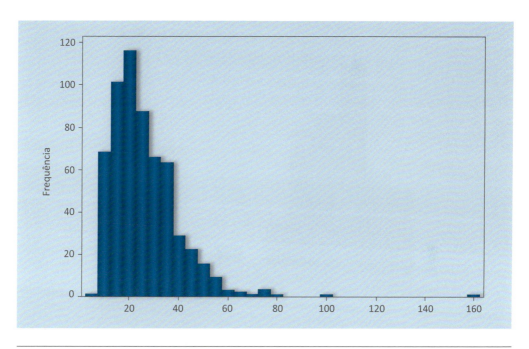

Gráfico 4.28 Histograma – dosagem de VLDL colesterol.

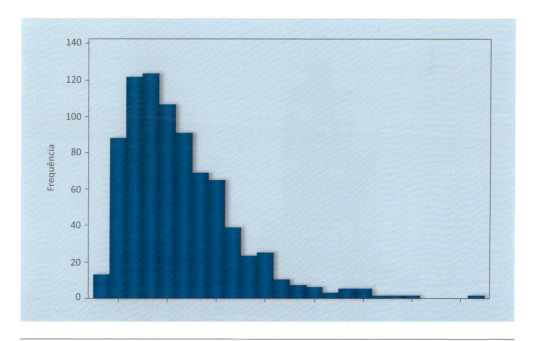

Gráfico 4.29 Histograma – dosagem de triglicérides.

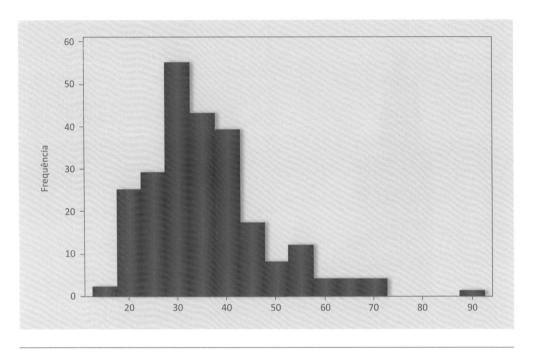

Gráfico 4.30 Histograma – dosagem de ureia.

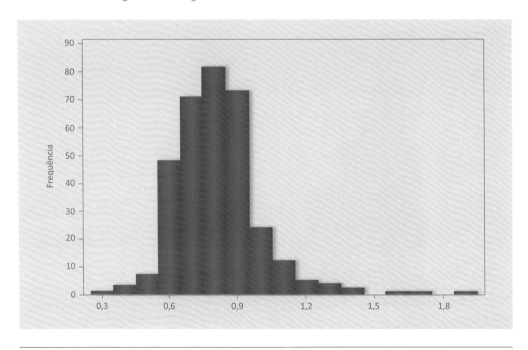

Gráfico 4.31 Histograma – dosagem de creatinina.

Dados Epidemiológicos, Clínicos e Propedêuticos de Mulheres Brasileiras na Senescência

Em relação às diferentes faixas etárias, só houve diferença estatística significativa na dosagem de creatinina, que mostra pequena elevação com a idade (Tabela 4.39).

Tabela 4.39 Distribuição dos resultados das dosagens hormonais de acordo com a faixa etária (anos).

Dosagens	Faixa etária	n	Média	DP	p
Glicemia	65 a 69	596	103,91	36,56	
	70 a 74	154	103,21	27,16	0,369
	75 ou mais	89	98,73	15,66	
Colesterol	65 a 69	597	213,62	41,08	
	70 a 74	153	213,88	44,76	0,637
	75 ou mais	89	218,13	43,55	
Triglicérides	65 a 69	593	136,46	65,92	
	70 a 74	153	130,80	86,08	0,177
	75 ou mais	88	128,07	64,03	
HDL	65 a 69	583	56,03	15,98	
	70 a 74	153	59,13	22,83	0,520
	75 ou mais	88	57,99	18,91	
LDL	65 a 69	581	131,63	35,98	
	70 a 74	149	128,39	41,64	0,515
	75 ou mais	85	133,81	39,26	
VLDL	65 a 69	433	26,37	13,25	
	70 a 74	112	25,25	16,05	0,173
	75 ou mais	60	23,47	11,63	
Ureia	65 a 69	184	34,54	11,33	
	70 a 74	40	37,65	10,97	0,085
	75 ou mais	27	38,85	13,22	
Creatinina	65 a 69	246	0,78	0,18	
	70 a 74	60	0,83	0,19	0,009
	75 ou mais	38	0,87	0,17	

PESQUISA DE SANGUE OCULTO NAS FEZES

A pesquisa de sangue oculto nas fezes foi feita em 313 mulheres, sendo positiva em 55 (17,57%) e negativa em 258 (82,43%).

CAPÍTULO 4

DOSAGENS HORMONAIS

As mudanças nos níveis hormonais circulatórios na pré e pós-menopausa, segundo Speroff e Fritz, 2014, estão sintetizados na Tabela 4.40 e no Gráfico 4.32.

Tabela 4.40 Mudanças nos níveis hormonais circulatórios na pré e pós-menopausa.

Dosagens hormonais	Menacme	Pré-menopausa	Pós-menopausa
Estradiol (pg/mL)	49-450	40-400	10-20
Estrona (pg/mL)	37-138	30-200	30-70
Testosterona (ng/dL)	15-75	20-80	15-70
Androstenediona (ng/dL)	85-275	60-300	30-150

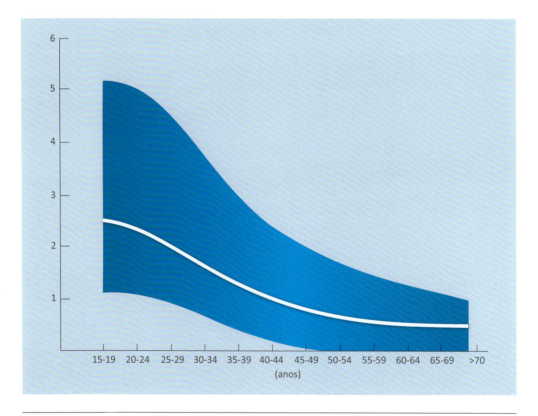

Gráfico 4.32 Concentração estrogênica sérica conforme o grupo etário (adaptado de Speraff e Fritz, 2014).

As dosagens hormonais são solicitadas de acordo com a idade da paciente e o quadro clínico. Assim, FSH, LH e estradiol são indicados nos primeiros anos de pós-menopausa.

No entanto, em pequeno grupo de pacientes com sintomas climatéricos estas dosagens foram solicitadas.

Na Tabela 4.41 e nos Gráficos 4.33 a 4.36 observam-se as dosagens hormonais de FSH (mUI/mL), LH (mUI/mL), prolactina (ng/mL) e estradiol (pg/mL).

Tabela 4.41 Distribuição dos resultados das dosagens hormonais.

Dosagens	n	Média	Desvio-padrão	Mínimo	Máximo
FSH	296	61,22	26,28	17,00	170,00
LH	299	29,08	13,01	5,00	82,00
Prolactina	129	7,10	11,32	1,00	121,00
Estradiol	149	14,07	6,52	3,00	42,00

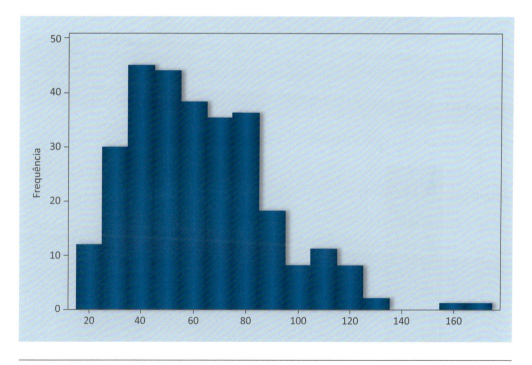

Gráfico 4.33 Histograma – dosagem de FSH.

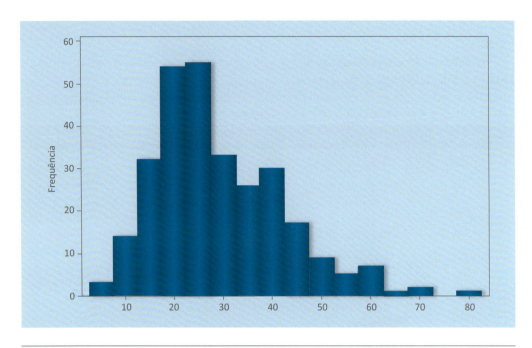

Gráfico 4.34 Histograma – dosagem de LH.

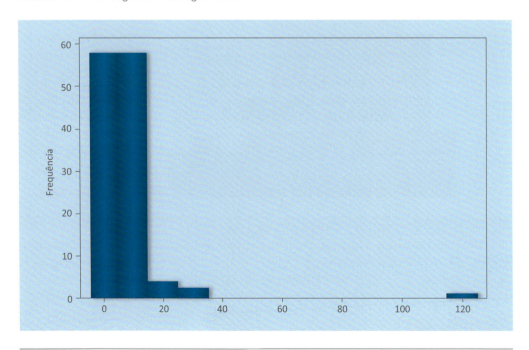

Gráfico 4.35 Histograma – dosagem de prolactina.

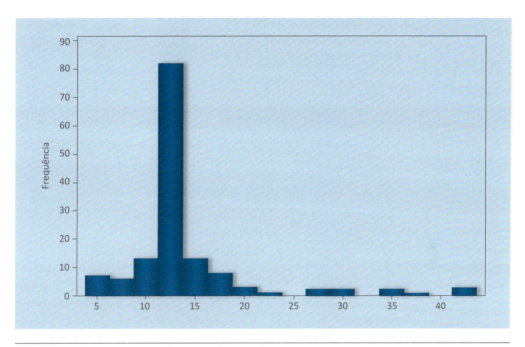

Gráfico 4.36 Histograma – dosagem de estradiol.

Nas Tabelas 4.42 e 4.43 observa-se a relação das dosagens de FSH e LH, respectivamente, de acordo com a faixa etária das mulheres. Não houve diferença estatística entre as diversas faixas etárias.

Tabela 4.42 Dosagem de FSH (n = 296) × faixa etária (anos).

Faixa etária	n	Média	DP
65 a 69	210	61,70	27,00
70 a 74	53	59,17	24,19
75 ou mais	33	61,42	25,38

p = 0,822

Tabela 4.43 Dosagem de LH (n = 299) × faixa etária (anos).

Faixa etária	n	Média	DP
65 a 69	213	28,97	12,32
70 a 74	52	28,84	15,05
75 ou mais	34	30,21	14,24

p = 0,867

A relação das faixas etárias com as dosagens de prolactina (avaliação pelo método estatístico de Kruskal – Wallis) e de estradiol (ANOVA) também não apresentou diferença estatística (Tabelas 4.44 e 4.45).

Tabela 4.44 Dosagem de prolactina (n = 129) × faixa etária (anos).

Faixa etária	n	Média	DP
65 a 69	96	6,25	5,12
70 a 74	20	11,63	26,14
75 ou mais	13	6,43	6,11

p = 0,946

Tabela 4.45 Dosagem de estradiol (n = 149) × faixa etária (anos).

Faixa etária	n	Média	DP
65 a 69	114	14,03	6,49
70 a 74	24	15,50	7,49
75 ou mais	11	11,36	3,32

p = 0,219

As dosagens de testosterona total (15-70 ng/dL) e androstenediona (0,8-2,8 ng/mL) foram solicitadas quando havia sinais clínicos de hiperandrogenismo e as de T3 (40-181 ng/100 mL), T4 (5,1-13,5 μg/dL), T4 livre (0,8-2,7 ng/100 mL) e TSH (0,5-10 μUI/mL) nas mulheres com manifestações sugestivas de tireoidopatias (Tabela 4.46, Gráficos 4.37 a 4.42).

Tabela 4.46 Distribuição dos resultados das dosagens hormonais.

Dosagens	n	Média	Desvio-padrão	Mínimo	Máximo
Testosterona	42	24,64	20,43	1,00	111,00
Androstenediona	17	2,65	6,29	0,60	27,00
TSH	642	2,62	2,83	0,03	36,00
T3	195	122,63	28,93	0,90	184,00
T4	181	9,07	2,24	1,07	17,40
T4 livre	299	1,18	1,04	0,10	9,00

Dados Epidemiológicos, Clínicos e Propedêuticos de Mulheres Brasileiras na Senescência

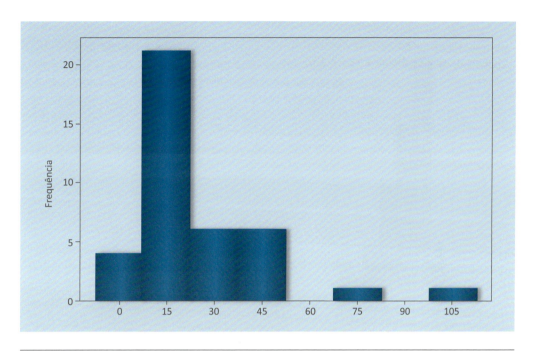

Gráfico 4.37 Histograma – dosagem de testosterona.

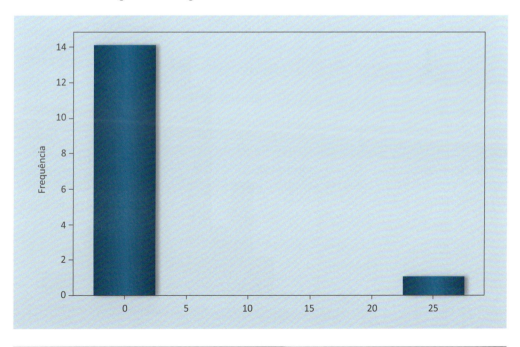

Gráfico 4.38 Histograma – dosagem de androstenediona.

CAPÍTULO 4   161

Envelhecimento Feminino

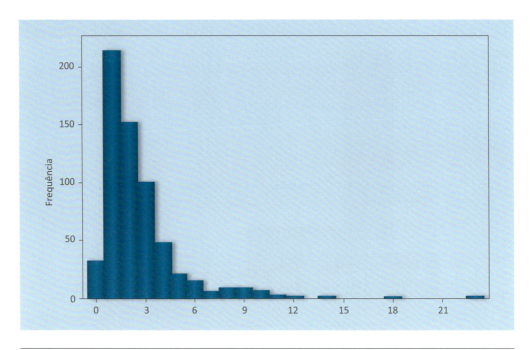

Gráfico 4.39 Histograma – dosagem de TSH.

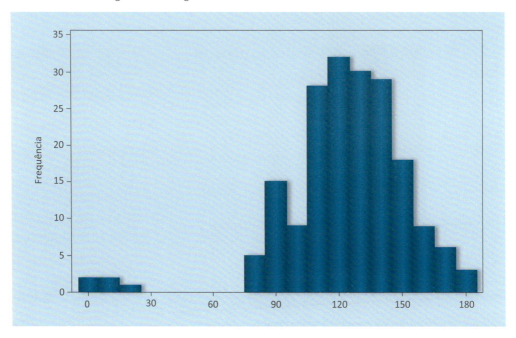

Gráfico 4.40 Histograma – dosagem de T3.

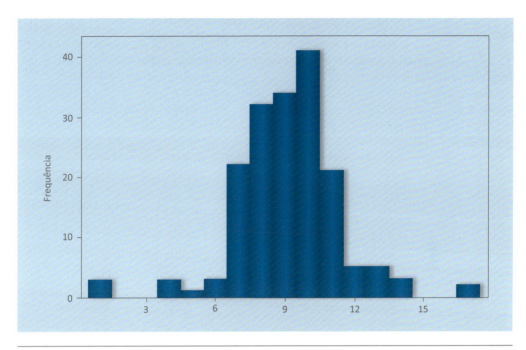

Gráfico 4.41 Histograma – dosagem de T4.

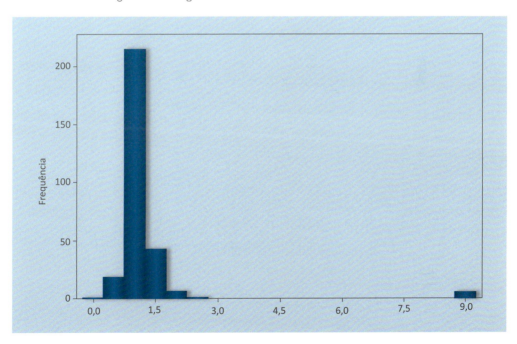

Gráfico 4.42 Histograma – dosagem de T4 livre.

Com relação às dosagens de testosterona total (ng/dL), androstenediona (ng/dL), TSH (µUI/mL), T4 (ng/dL), T3(ng/dL), T4 livre (ng/dL), observou-se que apenas as de T3 e T4 apresentaram diferença estatística significativa com a faixa etária, as quais diminuíram com a idade (Tabela 4.47).

Tabela 4.47 Distribuição dos resultados das dosagens hormonais de acordo com a faixa etária (anos).

Dosagens	Faixa etária	n	Média	DP	p
Testosterona	65 a 69	32	20,50	12,43	
	70 a 74	7	38,10	35,10	0,273
	75 ou mais	3	37,30	36,20	
Androstenediona	65 a 69	12	3,30	7,47	
	70 a 74	4	1,22	0,75	0,301
	75 ou mais	1	0,60	—	
TSH	65 a 69	455	2,61	2,42	
	70 a 74	118	2,82	4,38	0,872
	75 ou mais	69	2,34	1,80	
T3	65 a 69	141	125,69	25,49	
	70 a 74	29	116,34	37,65	0,035
	75 ou mais	25	112,72	33,36	
T4	65 a 69	136	9,10	2,15	
	70 a 74	25	9,78	2,07	0,026
	75 ou mais	20	7,98	2,69	
T4 livre	65 a 69	226	1,21	1,18	
	70 a 74	46	1,12	0,25	0,154
	75 ou mais	27	1,08	0,30	

Dados Epidemiológicos, Clínicos e Propedêuticos de Mulheres Brasileiras na Senescência

COLPOCITOLOGIA ONCÓTICA CERVICOVAGINAL

Segundo o Ministério da Saúde, a idade do término do rastreamento da colpocitologia oncótica cervicovaginal como rotina é 64 anos. A condição para tanto é que, nos últimos cinco anos, a mulher tenha realizado dois exames consecutivos com resultados normais. No entanto, é importante citar que essa regra pode variar de acordo com questões individualizadas da paciente (Tacla, 2014).

Na Tabela 4.48 observa-se que 56,72% das mulheres apresentavam classe II. Não fizeram parte desta estatística as portadoras de colpocitologia IV e V, que na triagem já eram encaminhadas ao Setor de Ginecologia Oncológica.

Tabela 4.48 Distribuição dos graus da colpocitologia oncótica.

Colpocitologia oncótica classe	Frequência	Porcentual
I	350	42,79
II	464	56,72
III	4	0,49
Total	818	100

ULTRASSOM PÉLVICO

O ultrassom pélvico é um exame importante no período da senescência, como no climatério, para avaliação do tamanho do útero, espessura e características do eco endometrial, e dos ovários, possibilitando a detecção precoce de alterações, bem como monitoração das mulheres em terapia hormonal. Das 546 mulheres com ultrassom pélvico, observou-se que 514 (94,14%) não mostraram alterações ultrassonográficas e, em 32 (5,86%), o exame estava alterado.

ECO ENDOMETRIAL

O eco endometrial foi considerado normal quando a espessura foi inferior ou igual a 5 mm. Quando superior a esse valor, deve-se investigá-lo para afastar causas orgânicas. Das 472 mulheres nas quais o exame foi avaliado, em 443 (93,86%) era normal e em 29 (6,14%) estava alterado (Tabela 4.49, Gráfico 4.43).

Tabela 4.49 Descrição das variações do eco endometrial em mm.

Eco endometrial	n	%
1,0	25	5,30
1,2	2	0,42
2,0	178	37,71
3,0	111	23,52
4,0	95	20,13
4,6	1	0,21
5,0	31	6,57
6,0	6	1,27
6,7	1	0,21
7,0	10	2,12
8,0	3	0,64
9,0	3	0,64
10,0	2	0,42
11,0	2	0,42
12,0	1	0,21
13,0	1	0,21

Mínimo 1,0 mm
Máximo 13,0 mm
Média 3,14
DP 1,66

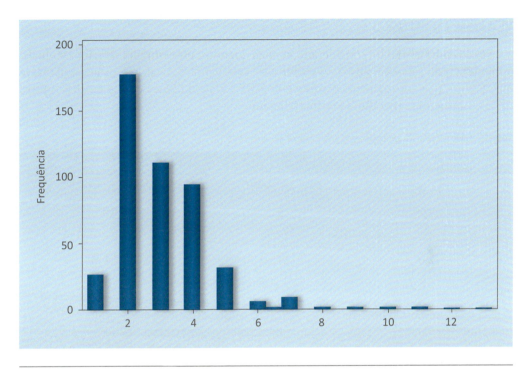

Gráfico 4.43 Espessura do eco endometrial.

Na Tabela 4.50 observa-se a variação do eco endometrial de acordo com as faixas etárias; não houve diferença estatística entre as mesmas.

Tabela 4.50 Variação do eco endometrial de acordo com as faixas etárias.

Eco endometrial	65 a 69 n	65 a 69 %	70 a 74 n	70 a 74 %	75 ou mais n	75 ou mais %	Total n	Total %
Espessado	20	5,83	5	5,56	4	10,26	29	6,14
Normal	323	94,17	85	94,44	35	89,74	443	93,86
Total	343	100	90	100	39	100	472	100

Qui-quadrado 1,256 p = 0,534, DP = 2

VOLUME DO ÚTERO

Na Tabela 4.51 observa-se a descrição do volume do útero em cm^3 das 472 mulheres avaliadas e, nas Tabelas 4.52 e 4.53, os volumes com as respectivas faixas etárias. Nota-se que quanto mais idosa menor o volume do útero. Das mulheres com mais de 75 anos, 95,35% apresentaram volume uterino reduzido.

Tabela 4.51 Volume uterino em cm^3.

Volume uterino-cm^3	n	%
0 a 30	195	41,31
31 a 60	199	42,16
61 a 90	58	12,29
Acima de 90	20	4,24
Total	472	100

Tabela 4.52 Volume uterino de acordo com as faixas etárias.

Volume uterino – cm^3	65 a 69		70 a 74		75 ou mais		Total	
	n	%	n	%	n	%	n	%
0 a 30	128	37,98	45	48,92	22	51,16	195	41,31
31 a 60	147	43,62	33	35,87	19	44,19	199	42,16
61 a 90	44	13,06	12	13,04	2	4,65	58	12,29
Acima de 90	18	5,34	2	2,17	0	0	20	4,24
Total	337	100	92	100	43	100	472	100

Qui-quadrado 10.238 p = 0,115, DP = 6

Tabela 4.53 Volume uterino de acordo com as faixas etárias.

Volume uterino – cm^3	65 a 69		70 a 74		75 ou mais		Total	
	n	%	n	%	n	%	n	%
0 a 60	275	81,6	78	84,78	41	95,35	394	83,47
Acima de 60	62	18,4	14	15,22	2	4,65	78	16,53
Total	337	100	92	100	43	100	472	100

Qui-quadrado 5.366 p = 0,068 DP = 2

VOLUME DO OVÁRIO DIREITO

O ovário direito só pode ser avaliado em 173 mulheres; nas demais não foi detectado. Na Tabela 4.54 observa-se a distribuição dos volumes do ovário direito.

Tabela 4.54 Volume do ovário direito em cm³.

Volume ovário direito – cm³	n	%
1 a 3	133	76,88
3,1 a 6	33	19,08
6,1 a 9	3	1,73
Acima de 9	4	2,31
Total	173	100

VOLUME DO OVÁRIO ESQUERDO

O ovário esquerdo pode ser avaliado em 143 mulheres, nas demais não foi detectado. Na Tabela 4.55 observa-se a distribuição dos volumes do ovário esquerdo.

Tabela 4.55 Volume do ovário esquerdo em cm³.

Volume ovário esquerdo – cm³	n	%
1 a 3	112	78,32
3,1 a 6	26	18,18
6,1 a 9	4	2,80
Acima de 9	1	0,70
Total	143	100

A não observação dos ovários pelo exame ultrassonográfico ocorre com grande frequência em virtude da atrofia dos mesmos nas faixas etárias estudadas; na quase totalidade dos casos trata-se de involução fisiológica.

Envelhecimento Feminino

MAMOGRAFIA

A avaliação foi feita pelo sistema de classificação de BIRADS.

Das 852 mulheres avaliadas, somente 11,74% e 0,47% apresentaram BIRADS 3 e 4, respectivamente (Tabelas 4.56 e 4.57).

Tabela 4.56 Distribuição dos resultados de BIRADS.

BIRADS	Frequência	Porcentual
0	5	0,59%
1	184	21,60%
2	559	65,61%
3	100	11,74%
4	4	0,47%

Tabela 4.57 Distribuição dos resultados do exame clínico das mamas em função do BIRADS.

| Exame físico | BIRADS | | | | | | | | | | | |
	0	%	1	%	2	%	3	%	4	%	Total	%
Normal	0		170	94,44	516	94,33	3	3,00	1	25,0	690	82,54
Alterado	5	100	10	5,56	31	5,67	97	97,00	3	75,0	146	17,46
Total	5	100	180	100	547	100	100	100	4	100	836	100

DENSITOMETRIA ÓSSEA

Após a menopausa, 30% das mulheres tem perda de massa óssea maior que a fisiológica (cerca de 1% a 2% ao ano, após os 40 anos), que tende a piorar na senescência, determinando osteopenia ou osteoporose, com maior risco de fraturas. Esta perda de massa óssea ocorre predominantemente no osso trabecular (coluna lombar, colo do fêmur e radio distal). Tal alteração acentua-se nas pacientes consideradas de risco, como nas de raça branca, hispânicas e asiáticas, com história familiar de osteoporose, estatura baixa e magra, dieta pobre em cálcio e vitamina D, dieta hiperproteica, hábitos desfavoráveis (cafeína, álcool, tabagismo e inatividade física), gravidez e lactação (Bonduki, 2014).

No período da senescência analisamos os índices T e Z de acordo com a OMS, 2014.

DENSITOMETRIA ÓSSEA – COLUNA LOMBAR

A densitometria óssea na coluna lombar L1-L4 em relação aos índices T e Z está exposta nas Tabelas 4.58 e 4.59 e nos Gráficos 4.44 e 4.45, respectivamente.

Tabela 4.58 Distribuição dos graus da densitometria óssea da coluna lombar (L1-L4), índice *T*.

Categoria	Frequência	Porcentual
Artrose	42	7,35
Normal	155	27,15
Osteopenia acentuada	68	11,91
Osteopenia leve	82	14,36
Osteopenia moderada	92	16,11
Osteoporose	132	23,12
Total	571	100

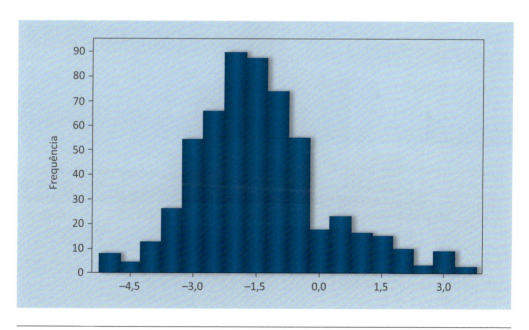

Gráfico 4.44 Histograma – densitometria óssea coluna lombar (L1-L4), índice *T*.

Tabela 4.59 Distribuição dos graus da densitometria óssea da coluna lombar (L1-L4), índice **Z**.

Categoria	Frequência	Porcentual
Artrose	19	14,07
Normal	76	56,30
Osteopenia acentuada	8	5,93
Osteopenia leve	17	12,59
Osteopenia moderada	9	6,67
Osteoporose	6	4,44
Total	135	100

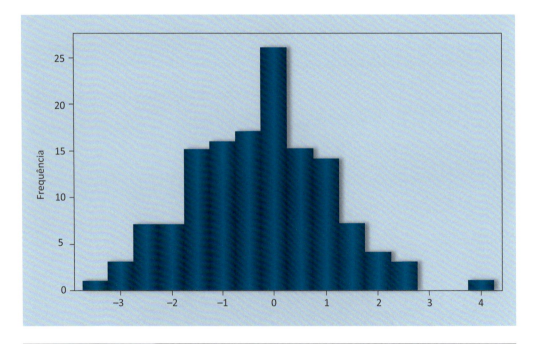

Gráfico 4.45 Histograma – densitometria óssea coluna lombar (L1-L4), índice **Z**.

A avaliação dos índices T e Z em relação às faixas etárias estão representadas nas Tabelas 4.60 e 4.61. Não foi observada diferença estatística.

Dados Epidemiológicos, Clínicos e Propedêuticos de Mulheres Brasileiras na Senescência

Tabela 4.60   Faixa etária (anos) × densitometria óssea coluna lombar (L1-L4) índice *T*.

Categoria	65 a 69	%	70 a 74	%	75 ou mais	%	Total	%
Artrose	32	7,60	6	5,77	4	8,70	42	7,35
Normal	119	28,27	26	25,00	10	21,74	155	27,15
Osteopenia acentuada	48	11,40	16	15,38	4	8,70	68	11,91
Osteopenia leve	65	15,44	10	9,62	7	15,21	82	14,36
Osteopenia moderada	64	15,20	20	19,23	8	17,39	92	16,11
Osteoporose	93	22,09	26	25,00	13	28,26	132	23,12
Total	421	100	104	100	46	100	571	100

Qui-quadrado 6,678 p = 0,755

Tabela 4.61   Faixa etária (anos) × densitometria óssea coluna lombar (L1-L4), índice *Z*.

Categoria	65 a 69	%	70 a 74	%	75 ou mais	%	Total	%
Artrose	14	14,43	3	10,71	2	20,0	19	14,07
Normal	50	51,55	20	71,44	6	60,0	76	56,30
Osteopenia acentuada	6	6,19	1	3,57	1	10,0	8	5,93
Osteopenia leve	14	14,43	3	10,71	0		17	12,59
Osteopenia moderada	8	8,25	0		1	10,0	9	6,67
Osteoporose	5	5,15	1	3,57	0		6	4,44
Total	97	100	28	100	10	100	135	100

Qui-quadrado 7,186 p = 0,708

Na coluna lombar (L1-L4), comparando as faixas etárias e a densitometria óssea nos índices *T* e *Z* entre mulheres normais e osteoporóticas, não houve diferença estatística (Tabelas 4.62 e 4.63).

Tabela 4.62   Faixa etária (anos) × densitometria óssea, categoria normal e osteoporose, da coluna lombar (L1-L4), índice *T*.

Categoria	65 a 69	%	70 a 74	%	75 ou mais	%	Total	%
Normal	248	63,75	56	57,14	25	59,52	329	62,19
Osteoporose	141	36,25	42	42,86	17	40,48	200	37,81
Total	389	100	98	100	42	100	529	100

Qui-quadrado 1,593 p = 0,451

CAPÍTULO 4

Envelhecimento Feminino

Tabela 4.63 Faixa etária (anos) × densitometria óssea, categoria normal e osteoporose, da coluna lombar (L1-L4), índice **Z**.

Categoria	65 a 69	%	70 a 74	%	75 ou mais	%	Total	%
Normal	72	86,75	23	92,0	7	87,5	102	87,93
Osteoporose	11	13,25	2	8,0	1	12,5	14	12,07
Total	83	100	25	100	8	100	116	100

Qui-quadrado 0,501 p = 0,778

DENSITOMETRIA ÓSSEA – COLO DO FÊMUR

A densitometria óssea do colo do fêmur em relação ao adulto jovem índice *T*, e a mesma idade índice **Z**, estão expostas nas Tabelas 4.64 e 4.165 e Gráfico 4.46.

Tabela 4.64 Distribuição dos graus da densitometria óssea do colo do fêmur, índice *T*.

Categoria	Frequência	Porcentual
Artrose	24	4,34
Normal	212	38,34
Osteopenia acentuada	73	13,20
Osteopenia leve	83	15,01
Osteopenia moderada	85	15,37
Osteoporose	76	13,74
Total	553	100

Tabela 4.65 Distribuição dos graus da densitometria óssea do colo do fêmur, índice **Z**.

Categoria	Frequência	Porcentual
Artrose	32	23,88
Normal	74	55,23
Osteopenia acentuada	5	3,73
Osteopenia leve	13	9,70
Osteopenia moderada	5	3,73
Osteoporose	5	3,73
Total	134	100

Dados Epidemiológicos, Clínicos e Propedêuticos de Mulheres Brasileiras na Senescência

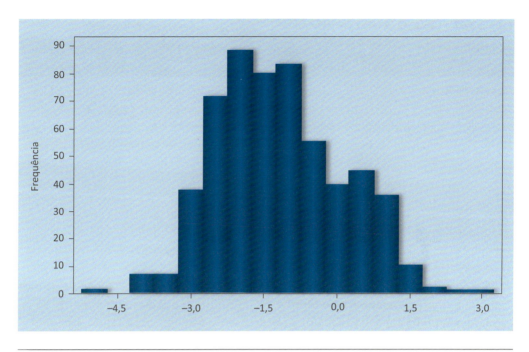

Gráfico 4.46 Histograma – Densitometria óssea colo do fêmur, índice *T*.

A avaliação dos índices *T* e *Z* em relação às faixas etárias no colo do fêmur estão representadas nas Tabelas 4.66 e 4.67, sem diferença estatística em ambos.

Tabela 4.66 Faixa etária (anos) × densitometria óssea do colo do fêmur, índice *T*.

Categoria	65 a 69	%	70 a 74	%	75 ou mais	%	Total	%
Artrose	17	4,18	6	5,83	1	2,32	24	4,34
Normal	162	39,80	35	33,99	15	34,88	212	38,34
Osteopenia acentuada	47	11,55	17	16,50	9	20,93	73	13,20
Osteopenia leve	64	15,72	16	15,53	3	6,98	83	15,01
Osteopenia moderada	68	16,71	12	11,65	5	11,63	85	15,37
Osteoporose	49	12,04	17	16,50	10	23,26	76	13,74
Total	407	100	103	100	43	100	553	100

Qui-quadrado 13,524 p = 0,196

Envelhecimento Feminino

Tabela 4.67 Faixa etária (anos) × densitometria óssea do colo do fêmur, índice **Z**.

Categoria	65 a 69	%	70 a 74	%	75 ou mais	%	Total	%
Artrose	23	24,74	7	23,34	2	18,18	32	23,88
Normal	50	53,76	19	63,34	5	45,46	74	55,23
Osteopenia acentuada	4	4,30	1	3,33	0		5	3,73
Osteopenia leve	10	10,75	1	3.33	2	18,18	13	9,70
Osteopenia moderada	2	2,15	1	3,33	2	18,18	5	3,73
Osteoporose	4	4,30	1	3,33	0		5	3,73
Total	93	100	30	100	11	100	134	100

Qui-quadrado 10,740 p = 0,378

No colo do fêmur, comparando as faixas etárias e a densitometria óssea, índice *T*, entre mulheres normais e osteoporóticas, houve diferença estatística significativa, sendo que quanto mais idade maior prevalência de osteoporose (Tabela 4.68) e o *Z* (Tabela 4.69).

Tabela 4.68 Faixa etária (anos) × densitometria óssea, categoria normal e osteoporose, do colo do fêmur índice *T*.

Categoria	65 a 69	%	70 a 74	%	75 ou mais	%	Total	%
Normal	294	75,38	63	64,95	23	54,76	380	71,83
Osteoporose	96	24,62	34	35,05	19	45,24	149	28,17
Total	390	100	97	100	42	100	529	100

Qui-quadrado 10,753 p = 0,006

Tabela 4.69 Faixa etária (anos) × densitometria óssea, categoria normal e osteoporose, do colo do fêmur índice **Z**.

Categoria	65 a 69	%	70 a 74	%	75 ou mais	%	Total	%
Normal	62	88,57	21	91,30	9	100	92	90,20
Osteoporose	8	11,43	2	8,70	0		10	9,80
Total	70	100	23	100	9	100	102	100

Qui-quadrado 1,219 p = 0,5

Dados Epidemiológicos, Clínicos e Propedêuticos de Mulheres Brasileiras na Senescência

ASPECTOS RELEVANTES DA SENESCÊNCIA

Como comentado anteriormente, o objetivo deste estudo foi analisar, de maneira global, os aspectos mais relevantes de mulheres na senescência, com o propósito de traçar estratégias para a prevenção e no controle das doenças em geral, permitindo um envelhecimento saudável.

A população analisada foi de 1.001 mulheres, divididas em 4 grupos etários: 65 a 69, 70 a 74, 75 a 79 e acima de 80 anos (idade máxima – 98). Destas, 87,58% eram brancas; 8,76% negras e 3,66% amarelas, todas atendidas no Setor de Climatério e Ginecogeriatria de Divisão de Clínica Ginecológica Hospital das Clínicas da Faculdade de Medicina da Universidade de São Paulo (HC-FMUSP), que recebe mulheres de diversos estados brasileiros, representando, portanto, amostra da população de mulheres brasileiras.

RELAÇÃO ENTRE IDADE DA MENARCA E IDADE DA MENOPAUSA

Verificou-se haver também na senescência correlação significante entre a idade de ocorrência da menarca e da menopausa.

IDADE DA PRIMEIRA RELAÇÃO SEXUAL

Nesta faixa etária, a média da idade do primeiro relacionamento sexual foi de 20,5 anos, sendo maior do que se verifica atualmente. Observa-se que estas mulheres também apresentam maior número de gestações, pois, na faixa etária estudada não havia tanta facilidade e divulgação dos métodos contraceptivos.

QUEIXAS PRINCIPAIS E ANTECEDENTES PESSOAIS

As principais queixas na primeira consulta foram: ondas de calor (21,64%), dores ósseas/articulares (16,59%), cansaço (7,91%), vagina seca (6,92%) e perda de urina (4,28%). Quando avaliada a somatória total do Índice Menopausal de Kupperman, nota-se que nas mulheres de 65 a 69 anos os sintomas foram mais exacerbados.

Os antecedentes pessoais mórbidos mais relevantes declarados no momento do primeiro atendimento foram: hipertensão arterial (50,64%), gastroenteropatias (24,47%) e diabetes *mellitus* (14,38%).

Comparando-se a relação entre os antecedentes familiares e os antecedentes pessoais observa-se que as mulheres que tinham antecedentes familiares de hipertensão arterial, doenças cardiovasculares, diabetes *mellitus*, depressão, artropatias, câncer de mama e acidente vascular cerebral tiveram maior tendência a ter essa doença na senescência.

EXAMES FÍSICO GERAL E GINECOLÓGICO

A maioria (85,45%) das mulheres apresentou níveis pressóricos alterados. Comparando-se as diferentes faixas etárias não foi observada diferença estatística significativa entre elas.

CAPÍTULO 4

Quanto maior a idade, maior a tendência de diminuição da altura. Devido à perda de massa óssea na coluna e pela ocorrência de artrose pode haver diminuição em torno de 2 cm da altura em 10 anos a partir dos 65 anos.

Avaliando o índice de massa corpórea em mulheres no climatério (40 a 65 anos), registramos que 68,13% apresentavam sobrepeso ou eram obesas. Quanto às mulheres com mais de 65 anos, verifica-se que, com o aumento da idade, há tendência à diminuição do IMC, em virtude do aumento do catabolismo e redução do metabolismo basal, associado à deficiência estrogênica. Após a menopausa, há tendência ao ganho de peso e, na senescência, ao contrário, prevalece a perda de peso.

Ao exame ginecológico, a maioria das mulheres apresentava atrofia do trato genital.

EXAMES LABORATORIAIS

Com relação às dosagens de glicemia, colesterol total e frações (HDL, LDL e VLDL), triglicérides, ureia e creatinina, apenas os níveis de creatinina tiveram discreto e significativo aumento com a idade.

A pesquisa de sangue oculto nas fezes foi positiva em 17,57%.

As dosagens de FSH, LH, prolactina e estradiol não se alteraram nas diversas faixas etárias.

A análise das dosagens séricas de testosterona total, androstenediona, TSH, T3, T4 e T4 livre, mostrou que os níveis de androgênios e de TSH e T4 livre não se modificaram com a idade. Já as dosagens de T3 e T4 diminuíram discretamente.

ULTRASSOM PÉLVICO

Verificamos que, quanto mais idosas, menores foram os volumes dos ovários e do útero. Não houve diferença estatística entre as diferentes faixas etárias quanto à espessura do eco endometrial.

MAMOGRAFIA

Foram detectados BIRADS 3 e 4 em 11,74% e 0,47% das mulheres, respectivamente. A realização da mamografia é método de rastreamento importante mesmo nessa faixa etária.

DENSITOMETRIA ÓSSEA

A densitometria óssea (índices T e Z) na coluna lombar (L1-L4) e no colo do fêmur, entre mulheres normais e osteoporóticas, mostrou diferença significativa no colo do fêmur. Além disso, as mais idosas apresentaram mais osteoporose.

CAPÍTULO **5**

Envelhecimento Saudável

Envelhecer em condições de saúde física e psíquica satisfatórias, sem dúvida, não é tarefa fácil tanto para as pessoas que estão envelhecendo como também para todos que atuam neste processo, como a própria família, os diversos profissionais da saúde, os responsáveis pelos serviços sociais e os órgãos governamentais. A meta é atuar positivamente para que as mulheres possam atingir idade mais longeva com melhor qualidade de vida em todos os aspectos. As observações em geral deste estudo apontam para a grande importância dos cuidados com a saúde, em geral para obtenção de sucesso.

O ser humano, desde que tenha autoconhecimento, capacidade de raciocinar e decidir, deve desde cedo iniciar o preparo para uma velhice saudável, para que ela ocorra de modo tranquilo, tanto para si como para aqueles com quem convive.

Para exemplificar o processo de renovação, podemos nos lembrar da estória da águia, onde Leonardo Boff faz uma bela consideração sobre este tema: "Neste contexto lembrei-me de um **mito** da antiga cultura mediterrânea sobre o rejuvenescimento das águias. De tempos em tempos, reza o **mito**, a águia, como a fênix egípcia, se renova totalmente. Ela voa cada vez mais alto até chegar perto do sol. Então as penas se incendeiam e ela toda começa a arder. Quando chega a este ponto, ela se precipita do céu e se lança qual flecha nas águas frias do lago. E o fogo se apaga. Mas através desta experiência de fogo e de água, a velha águia rejuvenesce totalmente: volta a ter penas novas, garras afiadas, olhos penetrantes e o vigor da juventude. Seguramente esse mito constitui o substrato cultural do salmo 103 quando diz: "O Senhor faz com que minha juventude se renove como uma águia". E aqui precisamos revisitar C. G. Jung que entendia muito de mitos e de seu sentido existencial. Segundo esta interpretação, fogo e água são opostos. Mas quando unidos, se fazem poderosos símbolos de transformação.

A águia é a ave com maior longevidade. Chega a viver cerca de 70 anos. Porém, para atingir essa idade, aos 40 anos, ela precisa tomar uma séria e difícil decisão: a de transformar-se! Após esse processo, "renascida", sai para o grande voo de renovação, para viver, então, por mais 30 anos.

Assim como aconteceu com a águia, as dificuldades também surgem para as mulheres com o passar dos anos, mas pela evolução dos conhecimentos, com o aprimoramento dos métodos diagnósticos e terapêuticos, é bem possível superar com dignidade o transcorrer da idade (desde que sejam bem aceitas), ter qualidade de vida e ser feliz.

CAPÍTULO **6**

Promoção da Saúde e Protocolo de Orientação

A promoção de saúde no envelhecimento feminino (climatério e senescência) contempla várias medidas para diminuir o risco de desenvolver doenças, bem como adoção de terapêuticas medicamentosas ou não, que tem como objetivo primordial oferecer qualidade de vida digna à população feminina.

CLIMATÉRIO

A promoção da saúde deve começar antes da instalação da menopausa, para amenizar as consequências do hipoestrogenismo. Contudo, a primeira consulta pode ocorrer apenas nesta fase da vida. Portanto, algumas medidas são essenciais e necessitam da participação da paciente e também de outros profissionais.

O primeiro passo é capacitar a paciente com noções básicas de saúde, como higiene pessoal, eliminar vícios (tabagismo, etilismo e drogas ilícitas), dieta balanceada e adequada e atividade física regular. Em alguns centros, floresce a educação em saúde (médicos, enfermeiros e assistentes sociais), que permite que a mulher se torne usuária, mas também promotora e difusora do autocuidado, promovendo a saúde também em sua família e comunidade. Contudo, muitas mulheres passam por este período com alterações psíquicas, envolvendo aspectos familiares, econômicos e sociais, bem como pessoais, incluindo distúrbios na autoestima e no autocontrole. Este fato deve também ser conduzido com cuidado para que haja aderência às orientações, bem como ao tratamento, quando necessário. Portanto, a psicoterapia de suporte é muito importante. Além disso, algumas são vítimas de violência doméstica e/ou sexual e necessitam de atendimento mais amplo, não apenas na área psíquica (Moraes et al., 2012).

Na avaliação médica, deve-se sempre dar importância aos antecedentes pessoais e familiares, com atenção especial aos aspectos cardiovasculares, neoplásicos e de fratura osteoporótica, para prevenir ou reduzir o risco de desenvolvimento daquelas afecções. Os exames complementares podem também identificar as mulheres de maior risco, junto da história pessoal e familiar, bem como os dados do exame físico geral e gine-

181

Envelhecimento Feminino

cológico. Entre eles, sugerimos: a) glicemia de jejum, colesterol total e frações e triglicérides; b) mamografia bilateral, e se necessário ultrassom das mamas, ultrassom pélvico (transabdominal e/ou transvaginal) e citologia oncológica cervicovaginal e, quando necessário, a colposcopia com biópsia dirigida; c) densitometria óssea (em geral, solicitada, após a menopausa).

Deve-se sempre inquirir sobre hábitos saudáveis, como a ingestão de leite e de seus derivados, bem como de outros alimentos ricos em cálcio: tofu, soja, brócolis, sardinha, espinafre, sementes de gergelim, linhaça, grão de bico, aveia, chia e outros. A exposição solar adequada também é importante: 20 a 30 minutos por dia, com a maior área corpórea exposta das 9h às 12h. Na suspeita de deficiência no hábito alimentar e exposição solar, pode solicitar a determinação sérica de cálcio e de 25-OH-vitamina D3.

Além disso, é importante a orientação sobre planejamento familiar, principalmente nas mulheres na transição menopáusica e também prevenção de doenças sexualmente transmissíveis, principalmente, quando houver novo parceiro ou se tiver comportamento inseguro por uso de drogas ilícitas ou de álcool. De qualquer forma, deve-se sempre orientar para a dupla proteção com uso de contraceptivo hormonal (pílula, injetável, anel, adesivo ou sistema intrauterino liberador de levonorgestrel) ou não hormonal (dispositivo intrauterino liberador de cobre ou diafragma) associado ao preservativo masculino ou feminino.

PROTOCOLO DE ORIENTAÇÃO NÃO MEDICAMENTOSA

Estilo de vida saudável inclui também a manutenção de peso adequado e combate à obesidade, cessação do uso de tabaco e álcool, bem como dieta adequada.

DIETA NUTRICIONAL

As mulheres, ao iniciarem o climatério, apresentam maior índice de massa corpórea, com sobrepeso e obesidade, inclusive a variedade mórbida, que constitui motivo de atenção para a prevenção de fatores de risco de doença cardiovascular e diabetes *mellitus* (Fonseca et al., 2013; Bagnoli et al., 2014a).

A dieta adequada deve ser a mais balanceada possível e indicada para a ingestão de todas as mulheres em todas as suas fases da vida, sobretudo no climatério. Basicamente, deve-se reduzir a ingestão de calorias, hidratos de carbono, gorduras animais, açúcar e álcool, principalmente em mulheres com sobrepeso e nas obesas. Deve-se incluir alimentos ricos em cálcio, fibras e alimentos funcionais, pois irão auxiliar na redução do peso e, em consequência da massa corpórea, melhorando os níveis de glicemia e o perfil lipídico. Estas mudanças contribuirão para a redução dos fatores de risco para doenças cardiovasculares, síndrome metabólica e melhora da autoimagem. Podem ser orientadas pelo médico ou, quando necessário, por especialistas qualificados (Bagnoli et al., 2014b e c).

182

ATIVIDADE FÍSICA

Outro aspecto importante é a prática regular de atividade física que deve ser recomendada, independentemente de a mulher ter baixo ou alto risco de doença cardiovascular, pois, auxilia na manutenção do peso e previne perda da massa corpórea. Além disso, a atividade física auxilia na redução da resistência insulínica e também é importante para a manutenção da massa óssea e redução do risco de fratura. Todavia, não deve ser muito intensa, como ocorre em mulheres que participam de competição e necessitam de várias horas ao dia de atividade extenuante.

Apesar de não haver padrões rígidos estabelecidos, as recomendações para a atividade física são de exercícios três a cinco dias por semana, com duração diária de 30 a 60 minutos e a frequência cardíaca não deve ultrapassar 80% da frequência cardíaca basal. O tipo de exercício pode ser variado: caminhada, dança, ginástica aeróbica e anaeróbica, atividades aquáticas (natação e hidroginástica), musculação e corrida, entre outras. A avaliação prévia do condicionamento físico e cardiovascular é obrigatória antes de começar a prática regular. Deve-se evitar apenas a atividade de fim de semana, pois pode incrementar o risco cardiovascular devido à liberação de ácidos graxos, o que piora a disfunção endotelial (Bagnoli et al., 2005).

As melhores atividades físicas para a massa óssea envolvem contração muscular, como ginástica e musculação. Além do benefício corpóreo, as mulheres também relatam melhora do humor, das ondas de calor e do padrão de sono (pela maior liberação de endorfinas).

OUTRAS RECOMENDAÇÕES

Além da dieta adequada e da prática regular de atividade física, as mulheres devem ser orientadas para exposição solar adequada, ou seja, 20 a 30 minutos com a maior área corpórea exposta das 9h às 12h. Outro ponto importante é a atividade ocupacional.

Além do hipoestrogenismo, a saúde nessa fase da vida também sofre influências emocional e sociocultural. A comprovação desta afirmação é a maneira diferente das mulheres encararem o climatério em diferentes sociedades; naquelas que valorizam a menopausa (ou compreendem este fenômeno), em geral, as manifestações clínicas são menos frequentes ou mais leves. Este aspecto evidencia que as atividades sociais, culturais e profissionais, mesmo que voluntárias, constituem ferramentas de grande relevância para melhorar as manifestações clínicas, autoestima e a qualidade de vida no climatério, pois, as mulheres tomam consciência do seu papel na família e na sociedade. Portanto, a orientação para atividade ocupacional é importante em geral, mas adquire grande relevância nas mulheres com sequelas de outras enfermidades, aposentadas, desempregadas ou em donas do lar que perderam o companheiro ou seus filhos saíram de casa ("síndrome do ninho vazio").

PROTOCOLO DE ORIENTAÇÃO MEDICAMENTOSA

Avaliação geral da saúde

A recomendação medicamentosa deve, primeiramente, reduzir ou amenizar as afecções clínicas das mulheres que chegam ao climatério. É multidisciplinar. Caso persistam as dislipidemias após seis meses de dieta adequada e exercícios físicos, deve-se reduzir: a) colesterol total e a fração LDL com estatinas (Sinvastatina, Atorvastatina, Lovastatina, Pravastatina e Rosuvastatina), que inibem a enzima HMG-CoA redutase ou 3-hidroxi-3-metil-glutaril-coenzima A redutase; b) triglicérides com fibratos (Clorfibrato, Ciprofibrato, Bezafibrato, Genfibrozila e Fenofibrato) que estimulam a lípase das lipoproteínas, destruindo a fração, VLDL e libertando os lipídios para consumo nos músculos (betaoxidação). Não se pode esquecer que mulheres com resistência insulínica que persiste com atividade física ou que tenham antecedentes familiares de diabetes *mellitus*, bem como pacientes com intolerância à glicose, as quais merecem cuidados especiais.

Mulheres com história de doença renal ou hepática devem ser submetidas a exames complementares específicos para avaliar essas funções. Caso exista alguma anormalidade, deve ser avaliada pelo especialista. O mesmo deve ser feito em mulheres com hipertensão arterial ou com outra doença cardiovascular. Deve-se, ainda, salientar que a disfunção tireoidiana é frequente durante o climatério e pode piorar os sintomas vasomotores. Portanto, a tireoide deve ser examinada e investigada pela determinação de TSH e T4 livre.

Caso seja detectada alguma anormalidade aos exames físico ou ginecológico e/ou pela propedêutica complementar para rastreamento de câncer ginecológico, a mulher deve ser investigada e tratada antes do início da terapia hormonal.

Terapia hormonal

Na primeira fase do climatério, ou seja, na transição menopáusica, a primeira orientação seria o uso de algum método contraceptivo, pois há ainda a possibilidade de gravidez. Contudo, muitas mulheres apresentam alteração do ciclo menstrual, com aumento do fluxo e da duração, o que pode ser reflexo de produção inadequada de progesterona. Nesta ocasião, o emprego de contraceptivo hormonal combinado (estrogênio + progestagênio) ou apenas progestagênio isolado pode ser também uma opção para o controle do fluxo. Contudo, salienta-se que nas mulheres com idade superior aos 50 anos, recomendamos o uso de estrogênios naturais, como valerato de estradiol e estradiol na composição em substituição ao etinilestradiol. A razão disto é o efeito hepático maior do estrogênio sintético sobre o metabolismo, aumentando a síntese de várias proteínas, bem como do angiotensinogênio. Este último pode aumentar o risco de disfunção endotelial e hipertensão arterial sistêmica. Além disso, deve-se orientar as mulheres quanto ao uso de outros métodos contraceptivos, como por exemplo os métodos de barreira e não hormonais.

Nas mulheres com ciclos alongados ou espaniomenorreicos (>60 dias de intervalo entre os fluxos), a paciente pode receber apenas progestagênio para regularizar o ciclo, no mínimo 10 dias de uso contínuo por mês para reduzir o risco do surgimento de hiperplasia endometrial. Nas mulheres sexualmente ativas apesar de remota a possibilidade de gravidez, recomenda-se o emprego de contracepção.

Nas mulheres com sintomas menopausais, principalmente, os vasomotores, emprega-se a terapia hormonal semelhante à usada na pós-menopausa, ou seja, estrogênio associado ao progestagênio quando houver útero intacto ou apenas estrogênio na mulher histerectomizada (Fonseca et al., 2012).

Há claros benefícios da terapia hormonal na mulher durante o climatério, como alívio dos sintomas vasomotores (ondas de calor e sudorese), que também repercute na melhora do padrão de sono (diminui a insônia); reduz as dores articulares, como a mialgia, e outros sintomas psíquicos, como depressão e melancolia. Além disso, tem efeito sobre o trofismo das mucosas e de pele e anexos, refletindo no sistema urogenital. Pode também reduzir a reabsorção óssea e até incrementar a sua formação, com redução da perda de massa óssea em muitas mulheres.

Contudo, há riscos decorrentes do emprego da terapia hormonal. Várias sociedades, incluindo a Sociedade Norte Americana de Menopausa (NAMS) e a Sociedade Brasileira de Climatério (Sobrac, 2014), estabeleceram alguns parâmetros para minimizar estes riscos:

- avaliação antes do início do tratamento é mandatória pela história clínica, exames físico e complementares, incluindo a mamografia e densitometria óssea;
- está indicada a terapia sistêmica com estrogênio isolado (TE) ou associado a progestagênio (TEP) quando os sintomas vasomotores forem moderados ou intensos;
- quando houver apenas os sintomas genitais (atrofia vulvar e vaginal, secura vaginal, dispareunia e vaginite atrófica), deve-se empregar apenas a terapia hormonal tópica ou local;
- nas mulheres com incontinência urinária de urgência com atrofia vaginal e infecções urinárias de repetição, a terapia hormonal é recomendada. Na incontinência de esforço ou mista, sem atrofia vaginal, o uso desta terapia é controversa;
- o risco cardiovascular é menor quando a terapia hormonal (TH) é iniciada antes de 10 anos da menopausa. Após esse período, o risco pode aumentar;
- nenhum regime de TH é recomendado como prevenção de acidente vascular encefálico. Salienta-se que nos últimos estudos, mesmo a TE pode incrementar este risco;
- recomenda-se tanto TE quanto TEP para amenizar o risco de fraturas osteoporóticas;
- a TE isolada teria pequeno impacto no câncer de mama, enquanto a TEP teria risco mais elevado, principalmente após cinco anos de uso;

Envelhecimento Feminino

- a TH deve ser feita com pequenas doses de hormônios que seriam suficientes para debelar os sintomas climatéricos. Quando o útero está intacto, deve-se sempre associar progestagênio para proteção endometrial. Quando para o tratamento da atrofia vaginal é utilizado estrogênio tópico, não há necessidade de associar progestagênio;
- o contraceptivo com sistema intrauterino liberador de levonorgestrel pode ser uma opção para proteção endometrial quando esta se fizer necessária. Salienta-se ainda que há necessidade de mais estudos para avaliar sua segurança em relação ao risco de câncer mamário e doença cardiovascular;
- não há consenso, sobre a época em que se deve interromper a terapia hormonal.

Antes do início da terapia hormonal, é importante verificar as contraindicações, como neoplasias estrogeniodependentes e câncer de endométrio e de mama. Contudo, há neoplasias em que é difícil o seu controle, podendo haver recidiva com a TH, como meningioma, mieloma múltiplo, esclerose tuberosa complexa ou linfangiomiomatose e carcinomas de pulmão, ósseo, rim, fígado e pâncreas. Todavia, estas últimas ainda são motivo de debate. Deve--se ainda evitar a TH em pacientes com doença coronariana prévia ou atual, bem como em mulheres com história de tromboembolismo espontâneo após uso de contraceptivo hormonal ou na gestação. Outra afecção em que a TH deve ser evitada é a porfiria, constituída por grupo de pelo menos oito doenças genéticas distintas e de formas adquiridas, oriundas de deficiências enzimáticas que atuam na via de biossíntese do heme, que levam à superprodução e acumulação de precursores metabólicos que podem levar a quadro cutâneo, bem como neurológicos. A TH pode desencadear esta doença (Fonseca et al., 2001 e 2012).

Deve-se ainda ter cuidado com as pacientes com lúpus eritematoso sistêmico quando houver a presença de anticorpos antifosfolípides, predisposição familiar, antecedente de tromboembolismo e comprometimento orgânico severo. Não se deve iniciar a TH nesses casos. Na miastenia gravis, recomenda-se o emprego isolado da TE sem progestagênios, pois nesta doença ocorre diminuição da transmissão na placa mioneural com a terapia combinada. Na esclerodermia, púrpura trombocitopênica, esclerose múltipla e dermatopolimiosite a terapia hormonal é controversa (Fonseca et al.,1997).

Há ainda contraindicações relativas como doenças hepáticas agudas e crônicas, onde a terapia hormonal não deve ser indicada quando a função hepática é insuficiente. Da mesma forma para pacientes com doença renal. Além disso, a hipertensão arterial sistêmica e o diabetes *mellitus* do tipo II compensados não são contraindicação para terapia hormonal (Fonseca et al., 1996).

PRESCRIÇÃO E ACOMPANHAMENTO DA TH

Antes da prescrição da TH, deve-se levar sempre em consideração a intensidade da sintomatologia para se determinar a dose e o melhor esquema de tratamento, ou seja, a TH deve ser individualizada. Além disso, deve-se afastar as contraindicações e avaliar os eventuais riscos.

Em relação ao tipo de estrogênio a ser ministrado, sugere-se dar preferência para os que mais se assemelham aos hormônios naturais: 17-beta-estradiol (adesivo, gel, comprimido e implante), valerato de estradiol (comprimidos); estriol comprimidos (pouca ação sistêmica) e creme vaginal; estrogênios conjugados (comprimidos e creme vaginal). Deve-se salientar que apesar de ser sintético, o promestrieno pode ser empregado por via vaginal, com bons resultados. O estriol sistêmico tem efeitos parcos nos sintomas vasomotores.

Quando houver útero intacto, deve-se proteger o endométrio com progestagênio; deve-se adequar às necessidades individuais. O ideal é aquele que tem máximo efeito transformador endometrial e efeitos metabólicos, físicos e psicológicos mínimos. Entre as opções, destacam-se a própria progesterona natural na forma micronizada e os progestagênios derivados da pregnana (21 átomos de carbono), da testosterona (19 átomos de carbono) e da 17 alfa espironolactona. O esquema pode ser contínuo com estrogênio ou sequencial com o emprego do progestagênio por 10 a 14 dias/mês, ou a cada 2 a 3 meses. Este esquema é utilizado para mulheres que desejam menstruar; ou o esquema combinado contínuo que é usado para as que não desejam menstruar. Os hormônios devem ser ministrados em baixas doses, como é a tendência atual.

Há ainda a tibolona, progestagênio (esteroide de síntese) que apresenta ações androgênica fraca, estrogênica e progestogênica. Pode ser empregada isoladamente na pós-menopausa. Há ainda os androgênios e anabolizantes que podem ser utilizados de forma mais restrita na pós-menopausa, principalmente, nos casos de desejo sexual hipoativo.

A mulher no climatério, tanto na fase transição menopáusica, como na pós-menopausa, necessita de monitorização rigorosa para se avaliar o real estado de saúde, efetuar a prevenção de inúmeras doenças, bem como tratar as afecções instaladas. Deve-se sempre conversar sobre os riscos e benefícios da TH, bem como sobre o envelhecimento feminino. A duração da TH irá depender do que ocorre na consulta de acompanhamento, quando se deve avaliar os resultados da terapia, bem como possíveis distúrbios ou afecções determinadas por este tratamento.

TERAPIA COM FITO-HORMÔNIOS E NÃO HORMONAL PARA OS SINTOMAS DO CLIMATÉRIO

Os fito-hormônios tem efeito inferior ao estrogênio nos sintomas vasomotores intensos, mas pode ser uma alternativa para as pacientes com fobia da terapia hormonal clássica, mesmo após as explicações sobre os riscos e os benefícios.

São compostos encontrados em plantas, frutas, legumes e grãos; possuem algumas propriedades estrogênicas pela sua estrutura química semelhante à do estrogênio, proporcionando ligação ao seu receptor.

Dentre os fitoestrogênios, as isoflavonas são os mais potentes do ponto de vista estrogênico, principalmente a genisteína e a daidzeína. São encontradas em leguminosas, como soja, grão-de-bico, lentilhas e feijão, bem como no trevo-vermelho

(*Trifolium pratense*). Em geral, as concentrações mais efetivas de isoflavonas são superiores a 80 mg ao dia. Além destes compostos, a cimicífuga racemosa e o inhame mexicano também têm propriedades estrínsecas, sendo úteis para melhorar os sintomas vasomotores.

Em relação ao tratamento não hormonal, pode-se empregar para combater os sintomas vasomotores: a) ciclofenil, substância não esteroide com fraca ação estrogênica nos receptores do hipotálamo; melhora sensivelmente os sintomas neurovegetativos (dose de 200 a 400 mg/dia); b) cinarizina, fármaco anti-histamínico que bloqueia a vasodilatação e o edema na microcirculação dos capilares. Pode ser empregada diariamente, na dose de 50 a 100 mg, podendo causar sonolência discreta. Seu uso prolongado pode predispor a depressão e a sintomas extrapiramidais, que devem ser explicados à paciente; c) clonidina, hipotensor potente; melhora também os sintomas do hipoestrogenismo, sendo indicado para mulheres hipertensas, tendo, assim, duplo benefício. A dose usual é de 0,2 mg/dia; pode eventualmente, diminuir a libido e causar depressão; d) fármacos psicoativos, utilizados para as mulheres ansiosas ou deprimidas. Inúmeras são as substâncias, bem como o manuseio de cada uma, sendo recomendável solicitar a colaboração de profissional especializado na área. Entre as substâncias, salientamos a venlafaxina (37,5 mg a 150 mg ao dia), a desvenlafaxina (50 a 100 mg ao dia) e os inibidores da recaptação da serotonina (fluoxetina de 20 a 60 mg ao dia; sertralina – 50 a 100 mg ao dia e paroxetina – 20 a 40 mg ao dia). Estes fármacos melhoram os sintomas vasomotores; e) gabapentina (300 a 900 mg) é um anticonvulsivante com ação central no controle dos sintomas vasomotores. Deve-se ter cuidado com doses superiores a 900 mg ao dia, pois algumas pacientes podem ter crise epiléptica espontânea (Bagnoli et al.,2005).

Quando houver perda óssea discreta sem manifestações do hipoestrogenismo, não há indicação para o tratamento hormonal com fins preventivos. Recomenda-se, para esses casos, cuidados gerais, como dieta rica em cálcio (caso não seja possível, pode-se prescrever o cálcio via oral, na dose de 500 mg a 1 g/dia) e exercícios com exposição à luz solar. Contudo, se essas medidas não forem suficientes ou a perda óssea for acentuada, deve-se utilizar medicamentos antirreabsortivos, como os SERMS (raloxifeno), bisfosfonatos (alendronato, residronato, zoledronato e ibandronato), calcitonina, análogos do parato-hormônio e denosumabe (biológico).

Nas pacientes em que não se pode usar estrogênio por via tópica (vaginal) e que apresentam dispaurenia ou secura vaginal, recomenda-se o emprego de lubrificantes ou hidrantes (ácido poliacrílico).

Senescência

Orientações gerais

Os mesmos procedimentos de promoção de saúde durante o climatério devem ser continuados na senescência, principalmente a educação sobre bons hábitos de saúde, respeitando a religião, cultura ou classe social. Também a prática de exercícios, exposição ao sol e terapia ocupacional visto que muitas idosas estão aposentadas ou sem atividade profissional. Em muitos casos, a psicoterapia é importante.

A principal atitude do profissional de saúde frente a uma mulher na senescência deve ser preventiva, mediante a promoção do esclarecimento e do autoconhecimento, tendo em vista sua preparação para enfrentar e superar as modificações e os transtornos que possam ocorrer, principalmente a atrofia genital mais pronunciada e a perda de massa muscular e óssea, predispondo à fratura óssea.

Apesar de ser tabu para alguns profissionais, deve-se também avaliar a parte sexual, visto que estas mulheres podem ter relações sexuais, mesmo que a frequência seja menor. Não podemos também esquecer da violência sexual e doméstica que pode ocorrer, causando sérios distúrbios na saúde psíquica e física.

Protocolos de orientação

Para facilitar a sua orientação, podem ser obtidas as recomendações de Terapêutica não medicamentosa para as principais condições clínicas no envelhecimento (disponíveis no site oficial do Serviço de Geriatria do Hospital das Clínicas da Faculdade de Medicina da Universidade de São Paulo (HC-FMUSP): www.gerosaude.com.br).

Dieta, exercício físico e exposição ao sol

A dieta deve ser mais proteica e menos calórica, para amenizar a resistência insulínica própria do envelhecimento. Além disso, a atividade física tem como objetivo o fortalecimento muscular e o alongamento das extremidades para manter o equilíbrio e as atividades cotidianas. Contudo, as mulheres devem evitar quedas, pois pode haver maior fragilidade óssea e, consequentemente, fraturas. A necessidade de exposição ao sol deve ser reforçada e, muitas vezes, deve ser reposta com a vitamina D, pois há um declínio espontâneo com o envelhecimento na síntese desta vitamina.

Vacinação

A imunização ativa é a prevenção de doenças por meio da vacinação. Em mulheres com mais de 60 anos, recomendam-se as vacinas tríplice viral, hepatite A e B, varicela, influenza, dupla ou tríplice bacteriana, meningocócica C e conjugada, pneumocócica, herpes zoster. A febre amarela está indicada para quem vive ou se desloca para área de risco.

Terapia hormonal

Não deve ser iniciada, sistemicamente, após 10 anos da menopausa. Contudo, as usuárias durante o climatério podem continuar o tratamento hormonal desde que os resultados positivos estejam presentes, especialmente a manutenção de massa óssea e a

Envelhecimento Feminino

redução do risco de fratura osteoporótica. Caso contrário, devemos suspender a terapia hormonal se houver suspeita de risco aumentado para doença cardiovascular ou neoplásico.

Quando houver necessidade de suspender a TH, devem ser ministrados medicamentos antirreabsortivos para minimizar a perda de massa óssea, a qual pode ser acentuada no primeiro ano após a suspensão da TH. Em mulheres com perda importante de massa muscular, recomenda-se o uso de anabolizantes, como decanoato de nandrolona. A melhora do trofismo muscular pode aumentar a mobilidade e diminuir a perda de massa óssea (Arie et al.,1995).

Exames preventivos ginecológicos

A mulher deve realizar avaliação ginecológica anual. Os exames de rastreamento (complementares), em pacientes assintomáticas e sem anormalidades ao exame clínico, podem ser feitos em intervalos maiores, a cada dois ou três anos (mamografia, ultrassom pélvico e citologia oncótica cervicovaginal). Alguns investigadores sugerem a suspensão destes exames em pacientes sem anomalias prévias após os 65 ou 70 anos. Contudo, se houver alterações na anamnese e no exame físico, o exame complementar específico deve ser efetuado. A citologia cervicovaginal oncótica e, eventualmente, a pesquisa do HPV deve ser solicitada nas mulheres que tiverem novos parceiros, sobretudo mais jovens ou com comportamento promíscuo.

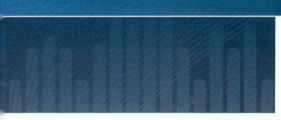

Referências Sugeridas

1. Arie WMY, Fonseca AM, Arie MHA, Bagnoli VR, Halbe HW, Pinotti JA. Andrógenos em ginecologia. Revista de Ginecologia & Obstetrícia. 1995;6(4):201-5.
2. Assis JS, Fonseca AM, Motta EV, Bagnoli VR, Ramos LO, Pinotti JA. Perfil epidemiológico de pacientes atendidas em ambulatório de ginecologia preventiva. Revista de Ginecologia & Obstetrícia. 1995;6(3):124-7.
3. Bagnoli VR, Fonseca AM, Arie WM, Das Neves EM, Azevedo RS, Sorpreso IC, et al. Metabolic disorder and obesity in 5027 Brazilian postmenopausal women. Gynecol Endocrinol. 2014;30(10):717-20.
4. Bagnoli VR, Fonseca AM, Bagnoli F. Nutrição. Parte 3. Aspectos Gerais. In: Lima SMR, Botogoski SR, Reis BF. Menopausa – O Que Você Precisa Saber. 2ª ed. São Paulo: Atheneu Editora, 2014, Cap13. p.107-14.
5. Bagnoli VR, Fonseca AM, Bagnoli F, Cezarino PYA, Silva JSP, Baracat EC. Alternativas para o tratamento não hormonal da mulher no climatério. RBM. 2014;71(9):329-33.
6. Bagnoli VR, Fonseca AM, Halbe HW, Pinotti JA. Climatério – Terapêutica não Hormonal. São Paulo: Editora Roca, 2005. p.418.
7. Bagnoli VR, Fonseca AM, Motta EV, Assis JS, Guerra DMM, Ramos LO, et al. Aspectos relevantes das doenças sexualmente transmissíveis em mulheres atendidas em ambulatório de ginecologia preventiva. Revista de Ginecologia & Obstetrícia. 1998;9(2):106-12.
8. Bagnoli VR, Fonseca AM, Motta EV, Ramos LO, Pinotti JA. Aspectos reprodutivos e obstétricos em ginecologia preventiva. Revista de Ginecologia e Obstetrícia. 2000;11(4):215-21.
9. Baracat EC, Haidar MA, Rodrigues Lima G, Simões RD. Síndrome do climatério: aspectos terapêuticos atuais. ARS Curandi. 1991;24:9-15.
10. Bonduki CE. Psiquiatria na prática médica. www.unifesp.br/dpsoq/polbr . Acessado em 25.04.2014.
11. Campolin AG. Idosos vivem por mais tempo e doente [homepage na internet]. Jornal da Cidade [acesso em 24 jun 2015]. Disponível em: http://www.jornaldacidade.net/noticia--leitura/236/49610/idosos-vivem-por-mais-tempo-e-doentes,-aponta-pesquisa-da-usp.html#.VbK9G_nBzGd
12. CIA World Factbook [homepage na internet] [acesso em 24 jun 2015]. Disponível em: http://www.indexmundi.com/pt/brasil/expectativa_de_vida_no_nascimento.html

13. Folha on line. Expectativa de vida do brasileiro aumenta em mais de três anos. Folha Cotidiano, 22 de maio de 2006. acesso em 15.06.08 – www.folha.uol.com.br.

14. Fonseca AM, Arie WMY, Bagnoli VR, Sauerbronn ADV, Arie MHA, Pinotti JA. Terapia de reposição hormonal no climatério em situações especiais: doenças auto-imunes. Revista Ginecologia e Obstetrícia. 1997;6(3):26-47.

15. Fonseca AM, Bagnoli VR, Arie WMY, Azevedo Neto RS, Couto Junior EB, Baracat EC. Dados demográficos, epidemiológicos e clínicos de mulheres brasileiras climatéricas. São Paulo: Casa Leitura Médica, 2010. p.144.

16. Fonseca AM, Bagnoli VR, Halbe HW, Pinotti JA. Terapia de reposição hormonal em situações especiais. Rio de Janeiro: Livraria e Editora Revinter Ltda., 2001. p.204.

17. Fonseca AM, Bagnoli VR, Motta EV, Ramos LO, Pinotti JA. Atendimento médico em Ambulatório de Ginecologia Preventiva. Revista de Ginecologia e Obstetrícia. 2000;11(3):149-55.

18. Fonseca AM, Bagnoli VR, Souza MA, Azevedo RS, Couto Júnior ED, Soares Júnior JM, et al. Impact of age and body mass on the intensity of menopausal symptoms in 5968 Brazilian women. Gynecol Endocrinol. 2013;29(2):116-8.

19. Fonseca AM, Bagnoli VR, Souza MA, Moraes SDTA, Soares Jr JM, Baracat EC. Tratamento da mulher climatérica. RBM – Edição Especial Climatério. 2012;69:2-7.

20. Fonseca AM, Motta EV, Assis JS, Bagnoli VR, Ramos LO, Guerra DMM, et al. Pacientes climatéricas atendidas em ambulatório de ginecologia preventiva- perfil epidemiológico. Revista de Ginecologia & Obstetrícia. 1996;7(1):8-12.

21. Fonseca AM, Sauerbronn AVD, Arie WMY, Bagnoli VR, Halbe HW, Pinotti JA. Terapia de reposição hormonal no climatério em situações especiais- doenças metabólicas. Revista de Ginecologia & Obstetrícia. 1996;7(1):51-4.

22. Halbe HW. Climatério descompensado. In: Tratado de Ginecologia. 1ª edição. São Paulo: Roca, 1987. p.933-58.

23. Halbe HW, Fonseca AM, Assis JS, Vitória SM, Arie MHA, Elias DS, et al. Aspectos epidemiológicos e clínicos em 1319 pacientes climatéricas. Revista de Ginecologia & Obstetrícia. 1990;1(3):182-93.

24. Halbe HW, Fonseca AM, Bagnoli VR, Boratto MG, Ramos LO, Lopes CMC. Epidemiologia do climatério. In: Pinotti JA, Fonseca AM, Bagnoli VR. Tratado de Ginecologia. Condutas e Rotinas da Disciplina de Ginecologia da Faculdade de Medicina da Universidade de São Paulo. Rio de Janeiro: Livraria e Editora Revinter Ltda., 2005 Cap. 35. p.247-9.

25. IBGE – Instituto Brasileiro de Geografia e Estatística – Evolução da Mortalidade, Brasil, 2001. Acesso em 15.06.2008- www.ibge.gov.br.

26. IBGE – Instituto Brasileiro de Geografia e Estatística – Terceira idade – Dados Estatísticos sobre os idosos. Acesso em 25.04.2014- www.ibge.gov.br.

27. Information Management – www.informationservicesandlivrary.com , 2005.

28. Jacob Filho W & cols. Manual de Terapêutica não farmacológica em Geriatria. Editora Atheneu, Rio de Janeiro, 2014.

29. Jacob Filho W. O idoso e o futuro: visão da geriatria. São Paulo: Jornal da Imagem, 2009.

Referências Sugeridas

30. Kupperman HS, Wetchler BB, Blatt MH. Contemporary therapy of the menopausal syndrome. J Am Med Assoc. 1959;171:1627-37.

31. Lakka HM, Laaksonen DE, Lakka TA, Niskanen LK, Kumpusalo E, Tuomilehto J, et al. The metabolic syndrome and total and cardiovascular disease mortality in middle-aged men. JAMA. 2002;288(21):2709-16.

32. Lobo RA. Metabolic syndrome after menopause and the role of hormones. Maturitas. 2008;60(1):10-8.

33. Lynch CP, McTigue KM, Bost JE, Tinker LF, Vitolins M, Adams-Campbell L, et al. Excess weight and physical health-related quality of life in postmenopausal women of diverse racial/ethnic backgrounds. J Womens Health (Larchmt). 2010;19(8):1449-58.

34. Malafaia S. Hormônios: parceiros fiéis das mulheres [homepage na internet]. Sociedade Brasileira de Endocrinologia e Metabologia [acesso em 25 jun 2015]. Disponível em: http://www.endocrino.org.br/hormonios-parceiros-fieis-das-mulheres/

35. Massabki JOP, Fonseca AM, Bagnoli VR, Assis JS, Coimbra R, Del Giorno C. Algumas características de mulheres acima de 60 anos atendidas no Ambulatório de Climatério do Hospital das Clínicas de São Paulo-FMUSP-SP. Rev Gin Obst. 2004;15(3):155-9.

36. Ministério da Saúde – Programa Saúde do Idoso [homepage na internet]. Terceira idade - dados estatísticos sobre idosos [acesso em 25 jun 2015]. Disponível em: http://www.saudeemmovimento.com.br/conteudos/conteudo_exibe1.asp?cod_noticia=91

37. Moraes SD, da Fonseca AM, Soares JM Jr, Bagnoli VR, Souza MA, Ariê WM, et al. Construction and validation of an instrument that breaks the silence: the impact of domestic and/or sexual violence on women's health, as shown during climacterium. Menopause. 2012;19(1):16-22.

38. Motta EV, Fonseca AM, Bagnoli VR, Okumura H, Ramos LO, Okada MMK, et al. Colpocitologia em ambulatório de ginecologia preventiva. Revista de Ginecologia & Obstetrícia. 1996;7(4):213-9.

39. Motta EV, Fonseca AM, Bagnoli VR, Ramos LO, Pinotti JA. Colpocitologia em Ambulatório de Ginecologia Preventiva. Revista da Associação Médica Brasileira. 2001;47(4):302-10.

40. NAMS- North American Menopause Society. The 2012 hormone therapy position statement of: The North American Menopause Society. Menopause. 2012;19(3):257-71.

41. Organização Mundial de Saúde [homepage na internet]. Sistema de informação e estatística [acesso em 25 jun 2015]. Disponível em: http://www.who.int/en/

42. Palacios S, Henderson VW, Siseles N, Tan D, Villaseca P. Age of menopause and impact of climacteric symptoms by geographical region. Climacteric. 2010;13(5):419-28.

43. Pedro AO, Pinto Neto AM, Paiva LHSC, Osis MJ, Hardy E. Idade de ocorrência da menopausa natural em mulheres brasileiras: resultado de um inquérito populacional domiciliar. Cad. Saúde Pública. 2003;19(1):17-25.

44. Randolph Jr JF, Sowers M, Gold EB, Mohr BA, Luborsky J, Santoro N, et al. Reproductive hormones in the early menopausal transition: relationship to ethnicity, body size, and menopausal status. J Clin Endocrinol Metab. 2003;88(4):1516-22.

45. SOBRAC – Consenso- TH no climatério – Jornal da SOBRAC, abril 2004. http://www.menopausa.org.br/consenso_th_e_cancer_de_mama.html

46. Speroff L, Fritz MA. Endocrinologia Ginecológica clínica e infertilidade. Rio de Janeiro: Revinter,2014. Philadelphia: Lippincott Willians & Wilkins, 2005.

47. Tacla M. Rastreamento do câncer cervical, onde estamos? Revista SOGESP. 2014;17(110):10-1.

48. Utian WH. Overview on menopause. Am J Obstet Gynecol. 1987;156(5):1280-3.

49. Utian WH, Archer DF, Bachmann GA, Gallagher C, Grodstein Fn, Heiman JR, et al. Estrogen and progestogen use in postmenopausal women: July 2008 position statement of The North American Menoupase Society. Menopause. 2008;15(4):584-602.

50. Veras RP. O envelhecimento da população mundial um desejo novo. Revista de Saúde Pública. 1987;21(3):200-10.

51. Veras RP, Lourenço R, Martins CSF, Sanches MAS, Chaves PH. Novos Paradigmas do Modelo Assistencial no Setor Saúde: Consequência da Explosão Populacional dos Idosos no Brasil. Prêmio ABRAMGE de Medicina. Saúde na 3º idade, 2000.

52. de Villiers TJ, Gass ML, Haines CJ, Hall JE, Lobo RA, Pierroz DD, et al. Global Consensus Statement on menopausal Hormone Therapy. Climacteric. 2013;16(2):203-4.

53. WHO – World Health Organization. World Health Statistics Anual – Statistics of Seniors, Geneve, 1987.